나는
왜 자꾸
화가
날까?

한의사 임형택 박사의
마음솔루션

나는
왜 자꾸
화가
날까?

임형택 지음

유나미디어

착한 사람들의 병,
화병

"화병 나서 못 살겠다."

자식 걱정에, 남편 속 썩임에 속 편할 날 없는 우리 어머니들에게서, 권력과 이득에만 눈먼 정치인들과 어려워지는 경제에 관한 뉴스를 접하면서, 우리는 늘 이런 말을 하고 듣습니다.

화병은 원래 『동의보감』에는 없는 말입니다. 『조선왕조실록』에 보면 임진왜란 시 선조가 말하길 "내 병은 마음에서 얻은 것으로, 마음이 답답하고 목이 막혀 국사를 보기 힘들다."고 했는데 이것이 첫 기록이라고 할 수 있습니다. 주로 백성들 사이에 많이 쓰였던 개념이라고 할 수 있지요.

미국 정신의학편람에 보면 한국의 문화관련증후군, 즉 '한국인의 병'이라고 올라 있을 만큼 화병은 한이 많은 우리 민족의 대표적인 마음의 병입니다. 이런 민족차원의 병은 우리나라에만 있는 것은 아닙니다. 서로 눈이 마주치는 것을 어려워하고 쉽게 가까워지지 못하는 일본 사람들은 '대인공포증'이 대표적인 병입니다. 정신장애에 대한 인식이 아직 매우 안 좋은 중국 사람들은 마음의 병을 숨기고 감추려고 줄곧 '신경쇠약'이라고 둘러대곤 해서 '신경쇠약'이 가장 많다고 합니다. 재미있는 이야기입니다.

우리나라에서는 1970년대부터 화병을 연구하기 시작했습니다. 한국인을 가장 많이 힘들게 해온 '화병'은 정확히 어떤 증상을 말하고 도대체 왜 나타나는 걸까요? 화병의 가장 큰 특징은 착한 사람들의 병이라는 사실입니다. 참아서 생기는 병이기 때문이지요. 성질이 더럽고 못된 사람들은 그때그때 분출해버리기 때문에 화병에 잘 걸리지 않습니다. 그래서 분하고 억울한 마음을 속에 쌓아두고 참아서 생기는 착하고 약한 사람들의 병을 '화병'이라고 합니다.

　재밌는 건 "나 화병이야."라고 말하는 사람들의 30%만 진짜 화병을 가지고 있다는 사실입니다. 급성스트레스장애나 우울증의 증상과 일부 비슷해서 착각할 수 있기 때문이죠. 화가 나고 가슴이 답답하면 다 화병이라고 생각하기 쉽지만 사실 화병에는 반드시 나타나는 핵심 증상들이 따로 있습니다. 병은 알아야 고칠 수 있고 알아야 더 정확한 치료를 받을 수 있습니다. 아플 때 본인이 아픈 줄 모른다면 수많은 치료법과 명의가 있다 한들 아무 소용이 없기 때문입니다. 이 책에서는 이러한 화병을 증상과 다스리는 방법에 대해 자세히 소개하고, 몸과 마음을 하나로 보는 한의학적 접근을 통해 힘들고 지친 현대인들에게 화병에 대한 새로운 시각을 제시하고자 합니다.

　마음의 응어리를 풀 데가 없어 방황하는 사람들, 열 받고 스트레스 받는 상처투성이의 현대인들이라면 더 이상 자신의 맺힌 감정을 꾹꾹 눌러 참지만 말고 마음을 다스리는 훈련을 통해 화병으로부터 자신을 지켜낼 필요가 있을 것입니다. 화병은 바로 마음의 병이기 때문입니다.

　화는 참는 것이 아니라 건강하게 표출해야 하는 것입니다. 참는 것이 능사가 아니라는 뜻이죠. 모름지기 보낼 건 보내야 올 게 옵니다. 지나간 시간이나 일을 붙잡지 못해 안달하는 것은 자신만 더 힘들고 괴롭게 할 뿐입니다. 이것을 제대로 해내지 못하면, 소극적인 음인(陰人)은 '나 때문'의 자기 학대성 우울증에 걸리기 쉽고, 적극적인 양인(陽人)은 '너 때문'의 책임전가 울화병에 걸리기 쉽습니다.

병은 몸의 균형이 깨져서 오는 것이기에 마음이 힘들 때는 몸부터 잘 추스르는 것이 중요합니다. 스스로 화를 다스리고 마음을 다스리는 것은 절대 쉬운 일이 아닙니다. 그 어려운 일을 해낼 수 있을 만큼의 에너지가 충분히 있어야만 가능합니다. 그래서 정신적인 치료를 하기에 앞서 몸을 먼저 건강하게 만들어야 합니다. 몸의 균형은 마음이 고요함을 잃을 때 깨집니다. 몸보다는 마음의 평안을 구하는 것이 먼저이고 그러자면 응어리나 한이 쌓이지 않도록 그때그때 해소하는 것이 병을 예방하는 지름길입니다.

병 중에서도 상병(上病)이 바로 마음의 병이라는 말이 있습니다. 눈을 감고 자신의 마음을 응시해보세요. 그런 다음 이 책과 함께 미워하는 마음, 시기하는 마음, 질투하는 마음 등 나를 화나게 하는 모든 마음을 현명하게 표출하고 다스리는 법을 배울 수 있길 바랍니다.

제2장

화병의 증상과 진행과정

제3장

화병, 누가 잘 걸리나?

제1장

화(火)란 무엇인가

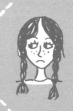

방울뱀은 화가 나면
제 몸을 문다

조선 효종 때의 문신 조경이 쓴 『용주유고』에는 '학을 묻고서'라는 흥미로운 글이 실려 있습니다. 애지중지 키우던 두루미(백학) 두 마리 중 하나가 죽은 뒤에 쓴 글이죠. 처음에는 두루미를 우리에 가두어놓고 길렀는데, 차츰 길이 들어 주인을 알아보기 시작하자 풀어놓고 키웠다고 합니다.

두 마리의 두루미는 서로 어울려 앞 시내에 나가 청아하게 울며 놀기도 하고, 산 위에 올라가 멋진 춤사위로 사람의 마음을 홀리곤 했습니다. 그런데 두루미들이 동네 논밭의 곡식을 해치면서 농

민들의 원성이 높아지기 시작했고, 하는 수 없이 관리인은 두루미를 다시 우리에 가두고 말았습니다. 그런데 이게 웬일인지, 갇힌 지 20일 만에 작은 두루미가 죽어버린 것입니다.

이 글에서 조경은 이렇게 탄식하고 있습니다.

"비록 두루미가 오랫동안 길들여지기는 했지만 한번 우리에서 벗어났으니 그곳을 또다시 그리워했을 리 있는가. 한데도 제 뜻과는 달리 하루아침에 다시 붙들려 들어앉아서 맘대로 날지도 못하고, 주린 배도 채우지 못했을 것이며…."

한번 비상의 자유를 맛본 두루미는 답답한 우리 속의 생활을 견디지 못하고 울화병이 생겼던 것이 아닐까요. 조경은 작은 두루미가 굶고 목말라서 죽었을 것이라고 썼지만, 녀석은 어쩌면 제 성질을 못 이겨 자살해 버린 것인지도 모릅니다.

알고 보면 화병은 사람에게만 있는 것이 아닙니다. 방울뱀이란 녀석은 성질이 어찌나 대단한지 화가 나면 제 몸을 문다고 합니다. 동물도 이와 같거늘 일생 동안 온갖 경험과 고통을 헤치며 살아가야 할 사람에게 어찌 화병이 생기지 않을까요. 억울하고 원통한 일을 당하고서 그 분을 삭이지 못해 쌓이다보면 화는 언젠가 독이 되어 우리 마음과 몸을 상처 입히게 되어있습니다. 그 화가 목숨을 위협한다는 점에서, 애달프게 죽음을 맞이한 두루미의 신세와 인간들의 처지가 하등 다를 것이 없을 것입니다.

『삼국지』에 나오는 오나라 수군도독 주유를 봅시다. 조인과의 전투에서 화살을 맞은 주유는 의사로부터 몸이 회복될 때까지는 절대 화를 내지 말라는 경고를 듣습니다. 하지만 난다 긴다 하던 그도 촉나라의 제갈량에게는 번번이 당하기만 하니, 불같이 치미는 분노를 어찌 참을 수 있었을까요. 화를 참을 수 없었던 그는 제갈량을 저주하며 피를 토하다가 36세라는 젊은 나이에 생을 마감하고 맙니다.

최근 계속되는 불황과 혼돈 속에 자살이 잇따르는가 하면 울화병으로 병원을 찾는 사람이 부쩍 늘고 있습니다. 얼마나 힘들면 소중한 목숨을 버리고 마음에 깊은 병을 얻기도 하는 것일까요. 안타까움이야 이루말할 수 없지만, 좀더 현명하고 슬기롭게 화를 다스리는 법을 알았더라면 얼마나 좋았을까, 그런 생각을 해보게 됩니다. 『삼국지』를 읽으면서 스스로 주유를 어떻게 평가했던가 되짚어 볼 일이지요. 화를 내는 행위는 얼핏 생각하면 상대방에게 상처를 주는 일처럼 보입니다. 하지만 결국은 방울뱀처럼 화내는 사람 자신이 더 많은 상처를 입게 됩니다.

너 나 할 것 없이 마음을 다스려야 할 시점입니다. 옛사람들이 '맘속 불을 끄면 새 세계가 눈에 들어온다.'고 했던 말의 뜻을 곱새겨 볼 필요가 있습니다. 지혜로운 사람은 분노를 품어도 아무 때나 화를 내지 않고 늘 때를 기다립니다. 구약의 잠언에도 그런 말이 있지요.

"노하기를 더디 하는 자는 용사보다 낫고 자기의 마음을 다스리는 자는 성을 빼앗는 자보다 나으니라."

화(火) 부르는
사회

    미국에는 풍선술집이라는 이색 술집이 있다고 합니다. 직장에서 상사로부터 또 가정에서 아내로부터 스트레스를 받으면 이 술집에 들러 풍선에 그려진 얼굴이 상사 같거나 아내 같은 풍선을 골라 산 다음, 이 풍선을 확성 장치를 한 파열장치에 끼우고 달려가 주먹질을 해서 터뜨리는 것이죠. 통쾌한 파열음으로 스트레스를 풀고 맥주 한 잔 들이켜고 나오는 술집입니다. 당장 스트레스를 풀 곳이 없는 현대인들에게 꽤 좋은 방법이 아닌가 싶습니다.

    우리나라 사람들은 자신의 감정을 표출하는데 큰 어려움을 느낍니다. 지난 역사를 돌이켜보면 이상한 일도 아니지요. 삼강오륜에 억눌리고, 가부장에 억눌리고, 반상에 억눌리고, 관권에 억눌리고, 남존여비에 억눌리고, 조상에게 억눌리고, 시어머니에게 억눌리고, 가난에 억눌려 살아온 세월입니다. 먹고 사는 것이 조금 나아졌다고 하여 다르지 않습니다. '모난 돌이 정맞는다.'는 속담은 개개인의 솔직한 감정을 표현하는 것이 사회에 악을 미치는 행위처럼 보여지게 만들고 참고 참는 것만이 미덕인 것처럼 포장되어 왔습니다. 그렇게 자신의 감정을 억누르고 의견을 숨기며 살아오는데 익숙해졌으니 화를 내어야 할 때 내지 못하고 쌓이면서 생겨난 것이 바로 화병인 것입니다.

한국은 한이 많은 나라라고들 합니다. 한이란 약하고 선한 자가 강한 자에게서 느끼는 열등의식 또는 갈등 심리로 원한, 원망, 야속함, 미움, 질투 따위가 오래돼서 생기는 것이죠. 외세의 침략을 수없이 받는 과정에서 생겨나, 경제적으로 가난하고 억울한 처지에서 살아온 계층 사람들의 마음 깊숙이 쌓이고 응어리진 감정이라고 할 수 있습니다. 한은 한국인에게서는 수백 년 동안 내려온 마음속에 퇴적층을 이루는 감정입니다. 이는 약자의 욕망억제, 패배의식, 좌절, 적개심, 체념 등의 감정적 복합체 또는 '설움 덩어리'로 개인을 넘어 집안과 민족적으로 전승되어 왔습니다.

한국인의 한과 화병

한과 화병의 원인이 되는 생활경험은 서로 비슷한 면이 많습니다. 이들 경험들은 때론 한으로 쌓이기도 하고 화병으로 폭발하기도 합니다. 이처럼 한과 화병은 거의 같은 공통적 경험에서 나타나는 것인데, 차이가 있다면 한은 오래전의 경험이기 때문에 어느 정도 극복하거나 체념하거나 잊은, 비교적 과거의 감정으로 재로 덮여 있는 불과 같은 감정반응이라고 할 수 있습니다.

화병은 과거뿐 아니라 현재에도 계속되는 경험으로 한에서와 같은 감정 반응이 체념하거나 극복하거나 잊지 못한 상태, 또는 불안정하게 억제한 상태에서 나타나는 것입니다. 현재 불이 재에 덮여 있는 상태에서 연기가 나타나고 있는 것 같은 감정상태라고 볼 수 있습니다. 그러므로 화병은 한의 연장선상에 있으며 보다 병리화된 것이라고 할 수 있습니다.

정신적인 스트레스에 대처하는 방법 중에서 '체념'은 가장 흔한 방법 중 하나지요. 외부의 힘이 지나치게 강할 때 자신의 탓으로 돌리거나 무시해 버리는 것, 그리고 그것을 참는 것은 사회를 유지하는 데 어쩌면 꼭 필요한 요소인지도 모릅니다. 하지만, 무작정 포기하고 체념하면서 참기를 반복하기 보다는 그때 그때 화를 건강하게 표출하는 법을 알았더라면 우리 사회가 더 건강하고 밝아지지 않을까 하는 아쉬움을 느끼곤 합니다.

우리는 지난 수십 년간 전 세계에 유례가 없는 경제 기적을 이루어 낸 대가로 다른 어느 나라 국민들과 비교할 수 없을 정도로 심한 스트레스를 받으며 살아오고 있습니다. 태어나자마자 시작되는 교육경쟁은 물론 사회적으로 살아남기 위해 감수해야할 많은 스트레스들이 우리 주변에 늘 산재해있는 것이 현실입니다. 맞벌이 속에서 사랑받지 못하고 자라는 아이들, 아이를 낳아도 보살펴줄 곳 하나 없어 전전긍긍하며 살아야 하는 수많은 부모들, 늘어가는 가정부채, 묻지마 살인과 줄을 잇는 범죄, 정치인들의 반복되는 부정부패까지.

일일이 따지기도 힘들만큼 답답한 현실속에 한국인의 화병이 날로 급증하는 것은 이상한 일이 아닐지도 모르겠습니다.

화병이란 말 그대로 화(火)의 병입니다

화병의 원리는 간단합니다. 보통 건강한 사람은 아랫배가 따뜻하고 머리는 시원한 게 정상입니다. 심장에서 만들어진 뜨거운 기운은 아래쪽으로 내려가 배와 사지말단을 따뜻하게 해 주고, 콩팥에서 만들어진 차가운 기운은 위쪽으로 올라가 심장과 머리를 시원하게 냉각 하는 것입니다. 그러나 화가 나고 분하고 원통한 마음을 오랫동안 참고 삭이다 보면, 가슴 한가운데 기혈이 지나는 통로(경락)가 막혀 뜨거운 기운은 심장이 위치한 가슴에 뭉치거나 머리 쪽으로 치고 올라가고, 차가운 기운은 아래쪽에만 머물게 됩니다.

따라서 화병환자의 머리와 심장은 항상 뜨겁고 가슴은 답답하며 아랫배와 손발은 차가운 것입니다. 또 이런 상태가 지속되면 두통과 가슴 통증은 물론 소화 장애, 어지럼, 오한, 변비, 귀울림, 생리불순, 불면 등 각종 신체적 질환으로 이어지게 됩니다.

격정적인 감정의 변화, 정신적인 억울함과 황당함, 욕구 불만, 과도한 생각들, 지나치게 기름진 것을 좋아하는 식습관, 긴장된 생활 등은 우리 몸에서 화(火)를 일으킵니다. 화(火)는 지나친 열로 기운을 상하게 하고, 심장에 무리를 주며 얼굴 색깔을 붉게 만들며, 피부를 상하게 하고, 순간적이고 격정적인 정신 상태로 이끕니다. 예컨대 갑자기 얼굴이 붉어지고, 심장이 빠르게 뛰며 갑자기 맥이 팍 풀리며, 이유도 없이 화가 나고, 매사에 의욕이 없고, 손가락 하나 까딱하기가 싫다면 화병을 의심해 봐야 합니다.

한 연구 결과에 의하면 화병은 '적개심의 누적'으로 생긴다고 합니다. 페니 베이커라는 미국의 심리학자도 '화를 참으면 병이 된다'고 했습니다. 자녀가 부모의 유산을 받고 안면몰수하여 늙은 부모를 문전박대 했다는 이야기, 애지중지 키우고 교육시킨 아들이 백수로 집에 눌러앉아 속이 탄다는 이야기, 온갖 사연 속에 화병으로 누구네 어르신이 아프시거나 돌아가셨다더라 하는 얘기가 우리에게 크게 낯설지 않습니다. 다 이긴 줄 알았던 선거에서 상대후보의 흑색선전에 걸려 떨어진 국회의원 출마자에게도, 동업자의 배신으로 사업에 실패한 중년 가장에게도 이 병은 나타날 수 있습니다.

화병(火病)은
만병의 근원

"다 끌어내라! 저 쓰레기들을 바닷속에 모두 처넣어라!"

마진의 수군(水軍)에 섞여 함께 훈련을 받고 있던 신라의 포로들을 보는 순간 궁예는 분노를 폭발합니다. 옆자리에 있던 신하들은 생사람을 수장시키는 궁예의 광적인 폭정에 차라리 눈을 감고 맙니다. 한의학적인 견해로 볼 때, 화제의 드라마였던 '태조 왕건'에서 보인 궁예의 증상은 오랫동안 억압됐던 분노가 가슴속에서 울화(鬱火)가 돼 폭발한 '화병(火病)'의 전형이 아닌가 싶습니다.

그의 억압된 분노의 뿌리는 신라의 왕손으로 태어났지만 바깥세상에 버려진 출생의 비극에 있습니다. 부석사에서 신라 경문왕의 화상을 보자 이성을 잃고 칼을 휘두르는 장면도 잠재의식에 내재해 있는 억울함의 폭발입니다. 궁예의 화병은 특히 북벌의 꿈을 이루지 못하면서 스트레스와 초조함이 가중해 더욱 심화하는 양상을 보이는데요. 궁예가 가끔 미친 듯이 웃는 것도 본능적으로 가슴에 쌓여 있는 울화를 풀기 위한 무의식적인 행위로 볼 수 있습니다.

화병은 울화병(鬱火病)과 같은 말입니다. 울(鬱)은 제 뜻대로 하지 못해서 갑갑해지는 모든 것을 말합니다. 의견이 있어도 소심하거나 겁이 나서 말을 못하는 것도 울, 불만이 많아서 기분이 잘 상하고 신경질이 나는 것도 울, 근심 걱정 생각이 많은 것도 울입니다. 우리가 '울화(鬱火)가 치민다.'고 말할 때의 울은 원인이요, 화는 '얼굴이 화끈거린다.'든지 '가슴에서부터 더운 김이 위로 치솟아 오르는 것을 느낀다.'든지 하는 증상을 가리킵니다.

화병이란 '불의 역동성'을 가진 질병입니다. 불은 물건을 녹이고, 나무를 태우며, 물을 말립니다. 화의 병증도 이와 같아서 그 해가 대단히 크고, 그 변화가 매우 신속하며, 그 세력 또한 광범위합니다. 그래서 옛날의 명의들은 '화라는 것은 원기와 곡기(穀氣)와 진기(眞氣)의 적이다.'라고 했습니다. 인체가 항원에 대항해 열을 일으켜 싸우노라면 체력을 그만큼 소모하게 마련이기 때문입니다.

화와 열

보통 화를 열과 혼동하는 사람이 많은데, 화는 자각증상의 하나로, 확확 달아오르는 기분을 말하는 것입니다. 그러므로 객관적으로 체온이 상승하는 열과는 다릅니다. 열이 전혀 없는 사람도 얼마든지 화의 열감을 느낄 수가 있습니다. 생리적 활동이 미약하고 부진할 경우에 본인은 열이 나는 것처럼 느끼지만, 실은 체내의 대사물, 기타 유해물질이 많이 있으니 이를 빠르게 처분, 배설해 달라고 중추신경에 호소하는 현상이 곧 화로 느껴지는 것뿐입니다.

인간의 몸은 활동을 하면 열이 납니다. 방에 가만히 앉아 있으면 열이 나지 않지만, 일을 하거나 빨리 걷거나, 높은 데 오르면 열이 납니다. 감기가 들거나 체해도 열이 나지요. 그러나 이런 열을 화병이라고 하지는 않습니다.

우리가 깜짝 놀라든지, 고함을 지르고 화를 낸다든지 짜증을 낼 때도 물론 열감을 느끼지만, 과도한 긴장이나 초조, 불안, 걱정 등에 사로잡힐 때도 흔히 열감을 느낍니다. 이렇게 사람이 어떤 일에 지나치게 정신을 쓰면 열감을 느끼는데, 이 열을 가리켜 화라고 하는 것입니다.

그러나 가끔 그런 일이 생긴다고 해서 모두 화병이 되는 것은 아닙니다. 처음 화를 느끼게 되면 바람이 불 때 먼지가 따라 올라가

듯이 기운이 뜨니 물체가 따라 올라가게 되는데, 몸안을 구성하는 여러가지 액체들, 피(血)와 진액(津液)도 함께 상승하게 됩니다. 원래 피와 진액은 그 출입은 부드럽고 완만해야 하는 것인데, 갑자기 울컥하고 피와 진액이 올라가니 흔들려서 좀 탁해질 것입니다.

그런데 이런 일이 여러번 반복되면 어떻게 될까요? 정신적으로 기운을 쓸 때마다 열이 생겼다가 지치면 식어졌다 하는 변동이 자주 일어나면 피와 진액이 점차 탁(濁)해지고 이것이 미처 맑아지기 전에 온몸으로 퍼져 나가 돌게 됩니다. 마치 음식을 데웠다 식혔다를 자주 하면 더 쉽게 음식이 잘 상하는 것과 같은 원리입니다.

그래서 처음 화의 증상이 나타닐때는 혼탁해진 진액이 신경계통의 활동을 방해하니 머리가 아프다, 무겁다, 어지럽다, 가슴이 답답하다, 두근거린다, 잘 놀란다 하는 증세로 나타나다가 이것이 전신에 퍼지면 팔다리가 무겁다, 관절(關節)이 아프다, 소화(消化)가 안된다, 대소변(大小便)이 시원찮다고 하는 각종 증상으로 변화해 나타나는 것이지요. 증상은 점점 심화되고 다양해지며 인체의 모든 장기에 영향을 미치기 시작합니다.

화의 기운은 주로 위로 뜨기 때문에 상대적으로 인체의 아랫쪽으로는 기운이 덜 미치게 됩니다. 자연히 대소변이 시원찮아지고, 가운데는 막히니 속도 편치 않아집니다. 오장육부(五臟六腑)가 균형을 이루지 못하니 팔, 다리나 피부로 기운이 활발하게 출입할 리도 없습니다. 결국 화병은 비록 마음에서 시작하였으나, 모든 신체적 증상의 원인이 될 수도 있다는 의미입니다.

자신의 감정의 주인이 되자

화를 꾹 참았다가 한번 내면 이성을 잃는다는 사람들이 있습니다. 제가 만났던 다음 환자도 그런 경우였지요.

"저는 때때로 화가 나서 견딜 수 없습니다. 그러나 화를 못 냅니다. 제가 화를 내면 아마도 이상한 사람 취급을 받거나 주위 사람들에게 버림을 받을 것이라는 생각이 먼저 들기 때문입니다. 그런데 그렇게 참다 참다 한번 화를 내면 이성을 잃을 정도로 폭발하곤 해서 상대방과 거의 몇 달 동안 얘기도 안 하고 얼굴도 안 보는 일이 생깁니다. 그러니 항상 참아야 하고 눈치를 봐야 합니다. 그런데 참는 것만이 능사인지 모르겠습니다. 참는 것이 너무 힘이 들기 때문입니다. 이제는 더 버틸 힘이 없습니다."

인생을 살면서 희로애락의 감정을 다양하게 느끼는 것은 매우 자연스러운 일입니다. 또, 자신의 감정을 다른 사람과 공유하거나 자연스럽게 표현하는 것은 타인과 더불어 살아가는데 매우 중요한 요소이기도 합니다. 그러나 우리 주변에는 이러한 감정을 그때 그

때 매끄럽게 표출하지 못하고 쌓아두며 살아가는 사람들이 참 많습니다. 체온조절을 위해 적절한 땀을 배출하지 못하면 병이 오는 것처럼, 인간도 자연스러운 감정들을 제대로 제때 표현해 내지 못하면 마음의 병에 걸리게 됩니다.

자신의 감정을 자연스럽게 타인과 나누려면, 우선 자신의 감정이 무엇인지 정확히 알고 충분히 느끼는 과정이 선행되어야 합니다. 그렇게 자신의 감정에 솔직해지고 그때 그때 건강하게 표출한다면 감정에 이끌려 나의 삶이 흔들리는 일이 적어질 것입니다.

즉, 슬픈 일을 만나면 슬퍼해야 합니다. 슬픔을 쌓아두고 표출하지 않으면 결국 마음의 병으로 남을 수 밖에 없기 때문입니다. 울어야 할 때는 체면을 차리지 말고 마음껏 울 수 있는 사람이 건강한 사람입니다.

분노의 감정도 마찬가지입니다. 자신의 분노의 감정을 지나치게 억누르는 사람은 반드시 마음의 병으로 이어지거나 혹은 어느 순간 억제할 수 없는 힘으로 터져 나와 자신과 주변 가까운 사람들에게 돌이킬 수 없는 상처를 주기도 합니다.

먼저 우리들이 느끼는 감정도 대부분은 학습에 의한 것임을 알아야 합니다. 어릴 때부터 부모님이 타인과 관계를 맺는 방식을 보며 아이들은 희로애락을 어떤 타이밍에 어떤 식으로 표현해야 하는지 배우기 때문입니다. 이러한 감정학습을 제대로 못 받고 자란 아이들은 성인이 된 후에도 자신 감정의 참 주인이 되지 못하고 감정에 끌려다니는 경우가 많습니다. 자신의 감정에 주인이 되지 못하면 결국 살아가면서 대가를 치르게 됩니다. 그 대가란 때때로 표출하는 자신의 어찌할 수 없는 감정의 힘에 유아적으로 무기력해지는 것을 말하는데, 가까운 인간관계를 의심하거나 불안하고, 때로는 관계자체를 파괴하는 경우도 이에 해당합니다.

어떻게 우리는 이 감정의 포로에서 해방될 수 있을까요. 먼저 자신의 감정을 '지금 여기에서' 솔직히 표현하는 일이 괜찮다는 확신과 그 경험들이 있어야 합니다. 자신이 되는 길은 거창한 철학의 명제가 아니라 가장 가까이 있는 자신 감정의 주인이 되는 길로부터 시작합니다. 때로는 감수성 훈련이나 집단 상담의 경험이 큰 도움을 주기도 합니다.

한국인의 병,
hwa-byung

노스님에게 침을 놓으며 한의사가 물었습니다.

"침이 아프죠?"

스님은 두 눈을 감고 혼잣말처럼 말합니다.

"살이 아픈가, 마음이 아프지."

간디는 마음의 병은 생각의 결과에서 온다고 말하기도 했습니다. 종합검진을 받아봐도 아무 이상이 없는데 여기저기 계속 아프다는 분들이 참 많습니다. 자다가 벌떡 일어나 어떤 대상에 대해 욕을 하면서 뜬눈으로 밤을 새우는 분들도 있습니다.

느닷없는 구조 조정으로 실업자가 된 사람들, 푼돈으로 사 모은 주식이 어느 날 아침 휴지 조각이 됐다는 걸 알게 된 사람들, 대학을 졸업해도 취직을 하지 못하는 사람들…. 여러 이유로 많은 사람들이 약도 없다는 울화병에 시달립니다.

울화란 억울한 감정을 제대로 발산하지 못하고 억제함으로 인해 일어나는 신경성의 화를 말합니다. 울화증이란 바로 이 울화로 말미암아 일어나는 모든 증상으로, 일반적으로는 화병, 울화병이라고 부릅니다. 가슴이 두근거리고, 답답하고, 잠이 안 오고, 누군가에 대한 분노의 감정이 시도 때도 없이 불끈불끈 치밀어 오릅니다. 갑자기 얼굴이 붉어지고, 식욕이 없고, 맥이 탁 풀리면서 무기력해지며, 두통에 시달리고, 눈이 쉬 피로해집니다. 머리에서부터 발끝까지 아프지 않은 데가 없고, 나른하고, 피곤합니다. 손가락 하나 까딱하기 싫은데 매사에 의욕이 있을 리가 없습니다. 괴롭다고 병원에 가서 검사를 받아 본들 딱히 원인을 밝혀낼 수가 없습니다.

차라리 어느 한 곳이 찢어지고 부러졌다면 주위 사람들의 동정이나 받을 수 있으련만, 이건 의사조차도 알아주지 않는 병이니 더욱 짜증이 날 뿐입니다. 괴롭기로 말하면 한이 없지만, 겉으로는 멀쩡하니 누구한테도 뚜렷이 어디가 아프다고 호소할 수도 없습니다. 자칫 잘못하면 꾀병으로 오해받을 수도 있으니까요.

화병은 전적으로 내가 잘못해서 생긴 병이 아닙니다. 사회의 불합리한 구조나, 가까운 사람들과의 관계속에서 우리는 병을 얻게 되기 때문이지요. 하지만 그렇다고 한들, 우리가 할 수 있는 것이 별로 없다고, 원인이야 어떻든 그것을 떠안고 감수해야 하는 것은 병을 얻은 개인의 몫이라고들 말합니다.

사회를 바꾸고 타인을 바꾸는 것은 사실상 어렵습니다. 조금 억울하게 들릴지 몰라도 나 자신이 바꾸는 것이 가장 쉽고 가장 빠르게 편안해지는 길인 것도 사실입니다. 마음은 종이한장 차이로도 천국과 지옥을 오갈 수 있는 것이라 했습니다. 나 자신이 바뀜으로서 주변이 바뀌고 모두가 달라지는 경우를 주변에서 많이 만나왔습니다. 그만큼 스스로 치료하고자 하는 의지, 화병을 극복하고사 하는 의지는 나를 변하게 하고 주변을 변하게 할 수 있는 힘이 있습니다.

화병은 서양의학으로는 접근하기 힘든 마음의 병입니다. 서양의학에서 마음의 병은 일부 의사의 개인적인 통찰로서만 다뤄 왔습니다. 서양의학이 마음의 병에 대해 체계적으로 인식하기 시작한 것은 신체적 증상을 나타내는 원인 불명의 질병에 정신분석학적 원리를 적용하면서부터입니다.

특히 1930년대 이후, 서양의학 내부에서 종래의 서양의학이 세균을 발견하거나, 신체기관과 조직의 병리를 발견하고 치료하는데는 일정한 성과를 보였으나, 환자를 한 인간으로 보고 인간의 복합적이고 다양한 감정과 사회적, 심리적 환경이 인간의 신체에 주는 영향을 등한시했다는 반성이 일기 시작하면서 마음과 병의 관계에 주목하는 심신의학이 발전하기 시작했습니다.

어쨌든 근래에 들어 양방에서도 화병에 관심을 기울여 오고 있다니 반가운 소식입니다. 그러나 한의학에서는 신체와 정신을 분리해서 생각하는 서양의학적인 방법론은 마음의 병을 치유하는 데 있어서는 아직까지 많은 한계를 가지고 있다고 생각합니다.

지난 1996년, 국제의학계에서 정식으로 '화병(Hwabyung)'이라는 명칭을 공인받았습니다. 미국 정신의학회는 화병을 한국 문화와 관련이 있는 질환으로 소개하면서 'hwabyung'이라는 우리말을 사용해 "한국 민속증후군의 하나인 분노증후군으로 설명할 수 있으며 분노의 억제로 인해 발생한다."고 설명하고 있습니다.

솔직히 화병이 한국인에게만 있는 병이라는 이론은 납득하기 어려운 측면이 있습니다. 화가 나는데 그것을 분출할 수 없어 오랜기간 쌓아두다가 폭팔하는 것, 비단 이것이 한국사람에게만 해당되는 일은 아니지 않을까요?

열 받지 않고
살 수는 없을까

뉴스를 보다가도, 무례한 사람과의 만남 후에도, 말을 잘 듣지 않는 자식과의 대화 끝에도, 우리는 '열 받는다'는 말을 줄곧 하곤 합니다. 큰 일 없는 일상에서도 하루에 한두개쯤은 열받는 일이 꼭 생기곤 합니다. 그렇다면, 우리는 정말 열 받지 않고 살 수는 없는 것일까요?

불행히도 스트레스 없는 삶은 존재하지 않습니다. 좋은 일, 궂은 일 가릴 것 없이 생활에서 파생하는 모든 일이 스트레스로 작용하기 때문입니다. 스트레스는 주머니에 든 칼과 같습니다. 잘 관리하고 활용하면 삶의 활력소가 되지만 아무 대책 없이 방치하거나 도피하면 어느 순간 자신을 찌르는 무지막지한 흉기로 변합니다.

스트레스는 급격하게 찾아오는 것도 있고, 지속적으로 압박해오는 것도 있습니다. 갑자기 자신 또는 자기 주변에서 일어나는 큰 사건들로 인해 심리적으로 충격을 받는 것이 급격한 스트레스의 예가 될 것입니다. 지속적인 스트레스라면 자신의 성적이나 외모 때문에 수년에 걸쳐 힘들어한다든지, 성격, 가난, 가정 문제 등을 예로 들 수 있습니다. 이러한 지속적인 스트레스의 경우, 처음엔 별로 심각하게 생각하지 않다가 어느 순간 갑작스럽게 정신적, 신체적인 증상을 유발한 후에야 심각성을 깨닫는 경우가 많습니다.

스트레스를 받으면 우리의 뇌는 우선 스트레스를 인지하게 됩니다. 그러면 우리의 몸은 그 스트레스에 대응하기 위해 방어 활동을 펼치게 되는데, 어떤 방식이든 스트레스를 바로 바로 표출하고 해소해서 쌓이지 않도록 하는 것이 매우 중요합니다.

그래서 많은 사람들이 자기 나름대로의 방법들을 갖고 있습니다. 일반적으로는 운동이나 취미생활에 열중한다든지, 잠을 잔다든지, 가족이나 친구와 그 문제에 대해 상의를 한다든지 하는 방법 등이 있습니다. 술을 마시거나 담배를 피우는 것으로 스트레스를 해소하려는 분들도 많습니다. 하지만 이것은 모순적인 결과를 얻는 행위로, 오히려 술과 담배때문에 지속적인 스트레스를 받게 될 수도 있습니다.

　이러한 방어기제를 사용해도 꿋꿋하게 뚫고 들어오는 강력한 스트레스이거나, 몸과 마음이 너무 쇠약해져 방어수단이 제대로 작용하지 못할 경우, 뇌는 보다 강도 높은 충격을 받게 됩니다. 예를 들면 갑작스럽게 가족을 잃었다든가, 자신이 심각한 사고를 당하거나 병에 걸린 경우가 바로 그것입니다. 이런 강력한 스트레스를 겪으면 자신의 목숨을 포기하고 싶을 만큼의 고통에 시달리게 되기도 합니다.

　이쯤 되면 우리 뇌는 비상 상황에 돌입합니다. 자율신경계가 바쁘게 움직이고 그에 따라 심장과 호흡 활동이 증대하고, 근육이 긴장합니다. 스트레스와 관련한 호르몬들의 합성과 분비가 급격하게 증가합니다. 이것을 증상으로 표현하면 가슴이 마구 뛰고 숨쉬기도 곤란하고 머리가 아프거나 화끈거리고 불안한데, 심하면 당장 죽을 것 같은 공포를 경험할 수도 있습니다.

　그러다가 스트레스가 사라지거나 해결되면 우리의 몸도 다시 평정을 찾습니다. 하지만 스트레스의 강도가 너무 높거나 오래 지속한 경우, 그리고 스트레스를 받는 이가 너무 취약한 경우에는 시간이 지나도 원래의 평정 상태로 완전히 돌아오지 못할 수도 있습니다. 따라서 이런 경우에는 때를 놓치지 말고 전문의를 찾아가 보다 전문적인 치료를 받아야 할 것입니다.

우리가 일상적으로 경험하는 여러 사건들은 크고 작은 스트레스를 주기 마련입니다. 즉, 인생을 살면서 스트레스를 피하기란 거의 불가능에 가깝습니다. 이것을 받아들여야만 극복하고 예방하는 방법을 적극적으로 모색할 힘이 생깁니다.

화병으로 치료를 받는 환자들을 분석한 결과, 그 원인과 강도는 매우 다양해서 수치화하기 어려울 정도입니다. 개인의 특성과 상황에 따라 동일한 사건이라도 당사자가 느끼는 스트레스의 크기와 강도 또한 많이 다릅니다. 일반적으로 자기 배우자나 자녀의 사망이 가장 큰 스트레스에 해당합니다. 또, 자신이 중상을 입거나 암과 같은 치명적인 병에 걸리는 것, 이혼, 범죄로 인해 구속당하는 것 등이 그 다음으로 스트레스가 높은 사건입니다. 그 밖에 스트레스를 유발하는 가벼운 사건으로는 교통신호 위반, 친구와의 다툼 등이 있습니다.

화병의 주요원인

- 배우자(주로 남편)와의 갈등, 시댁 식구들과의 갈등
- 과도한 업무
- 사업 실패나 타인과의 금전 관계에서 오는 재산상의 손실, 고생, 가난함 등 경제적 요인
- 자녀의 비정상적인 행동이나 시험 낙방, 성격 문제, 자신의 오

랜 지병

- 가족의 갑작스러운 사망
- 정보의 홍수, 교통체증, 정치의 불만족감
- 날마다 치솟는 물가고, 집값 또는 집세의 폭등에 따른 불안감
  과 낭패감

스트레스와
화병

스트레스와 화병의 관계는 무엇일까요. 화병은 억울한 감정이 쌓인 후에 불과 같은 양태로 폭발하는 질환을 의미합니다. 한의학에서 화는 일종의 스트레스이며, 또한 스트레스 때문에 생긴 현상으로 해석합니다. 사람이 스트레스를 받으면 기의 흐름에 이상이 생기는데, 이를 적절히 풀어줄 수 있는 계기가 있다면 문제가 있던 기의 흐름도 다시 원활해질 수 있습니다.

그러나 기가 적절히 풀어지지 않으면 기의 흐름에 장애가 생기고 때로는 어느 한 곳에 뭉치게 됩니다. 특히 억울한 감정의 스트레스인 경우 가슴 부위에 뭉치게 되는데요. 이렇게 억울한 감정으로 인해 뭉친 기는 시간이 지나면서 가슴이 답답하거나 두근거리는 신체 증상으로 바뀌고, 어느 순간 한꺼번에 폭발하게 됩니다. 그 폭발이란 얼굴 위로 화가 올라가고, 숨이 차며, 때로는 불안이나 우울 등 화병의 양태를 띠게 되는 것을 말합니다.

즉, 현대병의 대명사 '스트레스'도 결국은 한의학에서 말하는 '화(火)'에 속하는 용어입니다. 오늘날 복잡하고 빠르게 변화하는 세상에 적응해야 하는 현대인들은 누구나 스트레스에 시달리며 살아가고 있습니다. 스트레스란 무엇을 뜻할까요. 스트레스란 한마디로 스트레스 반응을 의미하며, 인간이 외부의 자극이나 변화에 적응하는 과정에서 비롯하는 생리적, 정신적, 행동적 반응입니다.

스트레스란 말은 본래 '치다', '자극 또는 충격을 주다'라는 의미를 갖고 있습니다. 모든 스트레스가 나쁜 것은 아닙니다. 엄밀하게 말하면 스트레스에도 기분 나쁜 스트레스(distress)와 기분 좋은 스트레스(eustress)가 있습니다. 좋은 쪽의 스트레스가 있다면 다소 의아하게 생각할 사람도 있겠지만, 일상생활에서 들 수 있는 좋은 스트레스의 예는 많습니다. 결혼이라든지 가족의 출산, 예기치 못한 승진, 복권 당첨 등 우리 인생에 찾아올 수 있는 좋은 일, 행복한 사건도 긍정적인 의미의 스트레스가 될 수 있습니다. 갑자기 좋은 일을 겪게 되면서 일시적으로 마음이 평정을 찾기 어려운 경우들입니다.

하지만 일반적으로 말하는 스트레스는 주로 기분 나쁜 자극들을 지칭합니다. 흔히 일상생활에서 사용하는 언어 중에 다음과 같은 의미로 쓰는 말이 많습니다. 예컨대 '아, 스트레스 받아 미치겠네'라든가 '와, 이 엄청난 스트레스!'등으로 표현하는 게 바로 그것입니다.

이렇게 우리의 건강에 악영향을 미치는 것은 대개 부정적 스트레스이기 때문에 이를 잘 다뤄야 합니다. 스트레스는 없애는 것도 중요하지만 제대로 관리하는 것이 더 중요합니다. 가장 먼저 자신에게 어떤 스트레스가 있는지를 정확히 평가하고, 그것이 자신에게 미치는 영향을 분석해야 합니다. 즉, 자신의 인생을 재조명해 봐야 하는 것입니다.

흔히들 이 스트레스 현상을 쉽게 설명할 수 있는 예로, 원시인이 숲속에서 무서운 짐승과 마주친 상황을 들곤 합니다. 왜 하필 원시인일까요. 스트레스 반응이란, 인간이 타고난 원초적 기능이기 때문입니다. 원시인은 자신이 부딪친 정황과 그동안 축적해 온 경험들을 재빨리 분석해 이 자리에서 짐승과 싸울지, 아니면 도망갈지를 판단해야 합니다. 당연히 무섭기도 하고 불안하기도 할 것입니다. 그의 정신은 팽팽하게 당겨진 활시위처럼 극도로 긴장한 상태일 것입니다.

싸우든 도망가든, 원시인에게 필요한 것은 고도의 에너지와 근력(筋力), 그리고 정신력입니다. 이를 위해서는 심장이 빨리 뛰어 몸의 혈액순환을 늘려야 하고, 호흡이 증가해 산소를 많이 흡수해야 하고, 혈당을 높여야 하며, 근육은 긴장한 상태를 유지하고 있어야 합니다. 동공은 최대한 확장하고, 긴장한 몸을 식히기 위해 땀을 흘리게 될 것이며, 스트레스 호르몬으로 알려진 아드레날린을 분비할 것입니다. 원시인이 마주친 상황에서 이러한 신체 변화는 지극히 자연스러운 반응입니다.

문제는 굳이 원시인처럼 무기를 들고 싸우거나 '걸음아 나 살려라.'하며 도망치지 않아도 되는 현대의 스트레스에도 동일한 반응이 일어난다는 것입니다. 하는 일이 잘 풀리지 않아도, 시험이 닥쳐도, 아내에게 싫은 소리를 들어도, 교통이 막혀도, 마음이 흥분하고 심장이 뛰고 근육이 긴장합니다. 시도 때도 없이 몸 전체가 임전태세에 돌입하는 것입니다.

이런 신체 반응이 금세 진정되기만 한다면 크게 문제될 것이 없습니다. 몸의 활력을 위해서는 가끔 이런 상황에 부딪치는 것도 나쁘지 않습니다. 한번 해보자는 결기와 투지를 불태움으로써, 그를 통해 인생의 새로운 전환점을 맞이할 수도 있기 때문입니다. 그러나 이와 같은 상태가 자주 발생하거나 이런 상태를 오래 지속한다면 이야기는 달라집니다. 몸과 마음이 쉴 틈이 없어지기 때문입니다.

몸과 마음이 적절한 휴식을 취하지 못하면 당연히 무리가 갈 수밖에 없습니다. 심장이 과다하게 일해야 하고, 고혈압 상태에 빠지며, 근육은 긴장해 근육통과 두통을 유발합니다. 소화계도 균형을 잃고 복통, 변비, 설사가 생겨나며, 위산과다로 위염과 궤양이 생깁니다. 불면증, 불안, 초조, 우울증 등의 정신증상도 흔히 나타납니다. 이런 모든 증상들이 대개는 자율신경의 부조화로 나타나기 때문에 병원에 가서 아무리 검사를 해도 '정상'으로 나오는 '신경성' 병이 되기 쉽습니다. 또한 면역 기능이 현저히 저하하기 때문에 염증성 질환이나 큰 병에 쉽게 걸리고 치료도 어려워집니다.

중요한 것은 스트레스에 대해 긍정적인 태도를 가지고 삶의 패턴을 전반적으로 조절하는 일입니다. 균형 잡힌 식사, 적절하고 규칙적인 운동, 심호흡 등도 필요합니다. 이론은 너무나 간단하지만 그것을 실천하는 것은 절대 쉬운 일이 아닙니다. 마음먹은대로만 다 된다면 화병이란게 애초에 생길 리가 없었겠지요. 그래서 필요하다면 전문가의 도움을 받아야 합니다. 호흡 훈련이나 명상, 바이오피드백(biofeedback), 점진적 근육이완기법 등 스트레스를 과학적으로 다스리는 방법들은 이미 세상에 너무나 많이 있습니다. 중요한 것은, 나에게 가장 잘 맞는 방법을 찾고 지속적으로 나에게 체화하기 위한 노력은 오로지 스스로의 몫이라는 사실입니다. 그

첫걸음이 전문가를 찾고 시간을 투자하는 것이라 생각합니다.

복잡한 현대 사회를 살아가면서 스트레스를 완전히 없애는 것도 불가능하지만 스트레스가 없는 상태만이 최상은 아닙니다. 스트레스가 전혀 없는 삶을 상상해보자면, 너무나 무미건조하고 재미가 없을 것 같기도 합니다. 적절한 스트레스에 의한 삶의 자극, 그 후에 느끼는 성취감, 그리고 편안한 휴식이 골고루 배합이 될 때 진정 건강한 인생을 누릴 수 있습니다. 주변을 살펴보면 언제나 자신의 일에서 꾸준한 즐거움을 얻고, 주위 사람들을 친절하게 배려하며, 인생의 여유를 즐길 수 있는 사람들이 간혹 있습니다. 이들의 삶이 여유롭고 행복한 이유는 자신의 스트레스를 적절히 이용하고 다스리는 법을 잘 알기 때문이 아닐까요?

화병은 마음의 병이다

_한의학에서 보는 화병

화병은 오래전부터 이미 우리의 전통의학인 한의학에서 본격적으로 다뤄 온 질병입니다. 한의학에서는 수천 년 전부터 병이 마음에서 생긴다는 사실에 주목하고, 마음을 다스림으로써 병을 예방하는 것을 의학의 최고 목표로 삼아 왔습니다. 한의학은 정신과 신체를 별개의 것으로 분리해서 사고하지 않습니다. 한의학은 인간의 오장과 각 장기에 깃든 정신의 관계를 중시하며, 오장의 기능을 조절, 강화함으로써 인간의 정신 기능을 조절하고, 자율신경을 안정시켜 화병을 치유합니다.

서양의 정신의학이 질병의 분류나 진단기법, 치료법 등에서 심리현상을 중심으로 구체적으로 발전해 온 데 반해, 한의학에서는 질병 표현을 보다 포괄적으로, 외형적인 증상 위주로 전해 왔습니다. 환자의 심리현상에 관한 구체적인 표현은 없었지만 함축적인 증상의 묘사는 오늘날에도 인정을 받을 수 있는 탁월함을 보인다고 할 수 있습니다.

한의학에서의 정신의학에 대한 언급은 한의학 최고의 원전인『황제내경(黃帝內經)』이라는 책의 구체적인 서술이 시작이라고 볼 수 있습니다. 이 책은 인간의 정신생리와 병리, 정신질환의 원인 및 치료 등을 실명하고 있습니다. 징신과 육체는 분리할 수 없는 것으로, 정신적 육체적 기능은 모두 하나의 생명활동이기 때문에 정신과 육체를 결부해 생각할 수 없다는 점이 명백히 서술되어 있습니다.

모든 정신활동은 육체의 기능에 기반을 두고 이루어지며, 또한 지나친 정신활동이나 과도한 감정변화는 오장의 기능을 손상시킵니다. 정신과 오장의 상관관계는 너무나 밀접하여 치료원리도 여기서부터 시작해야만 근본적인 해결이 가능한 것입니다. 정신의 치료는 손상된 오장의 기능을 조절하는 데서 시작해야만 합니다. 즉, 마음의 병도 신체를 치료함으로써 회복시킬 수 있다는 의미입니다. 그러나 신체를 지배하는 것은 역시 정신이라는 정신 우위의 개념도 밝히고 있습니다.

또 정신 질환의 원인에 대해서는 '태병(胎病)'이라고 해 임신 중 모체가 정신적 충격을 받으면 나쁜 기운이 태아에게까지 영향을 주어 출생 후 정신병에 걸릴 수 있다는 선천적 소인에 대한 언급이 있고, 후천적인 대표적인 원인으로는 음양의 불균형을 들고 있습니다. 예를 들어 광적인 정신병은 병리상 화(火)에 속하는 것으로 양(陽)의 기운이 지나쳐 병이 되고, 치료도 양의 기운을 억제하는 방향으로 약물요법을 제시하고 있습니다.

그 외의 치료법으로 오지상승법(五志相勝法)이라는 정신요법도 언급되고 있는데요. 오행의 상생상극이론에 입각한 이 치료법은 어느 한 감정이 지나쳐 생긴 병에 대해 그에 상대되는 감정을 유발해 그 감정을 억제하고 진정시키는 방법입니다. 양생법도 자주 소개하는 치료법 중의 하나입니다. 이것은 결국 환경의 변화에 순응하면서 인체 내 음양의 조화를 이루어 나가는 방법으로, 예방의학적인 면을 강조하는 게 특징입니다.

그 밖에 상한론(傷寒論) 같은 책은 각종 질환의 경과 중에 나타나는 여러 가지 증상의 정신증상에 대해 언급하고 있고, 유문사친(儒門事親)은 오늘날 신경증이나 스트레스에 해당하는 병증에 응용하는 여러 가지 심리치료 기법을 흥미롭게 소개하고 있습니다.

잘 알려진 조선시대 허준의 『동의보감』은 자율신경실조증에 해당하는 상기(上氣), 히스테리 전환형에 해당하는 중기(中氣), 우울

반응에 해당하는 기울(氣鬱), 간질(癎)과 정신병 계통을 포괄하는 전광(癲狂), 스트레스 반응으로서 탈영실정(脫營失精) 등등 다양하게 기술하고 있습니다. 그리고 신경증이나 정신병에 나타나는 여러 증상의 각각에 대해 경계(驚悸), 건망(健忘), 불면(不眠), 다면(多眠), 다몽(多夢) 등으로 표현하고 있고, 여러 가지 자극으로 오는 정신장애에 대한 구급법도 서술해 놓았습니다.

1894년, 이제마 선생은 『동의수세보원』에서 '인간은 태어나면서부터 4가지 체질 가운데 한 체질에 속한다.'는 체질의학을 주창했습니다. 각각의 체질은 인간의 성격, 체격, 생리, 병리에 있어서 독특한 경향을 나타낸다는 주장으로, 이것은 단순히 체질의학이 아니라 심성 의학에 가깝다고 보는 견해도 있습니다.

인간의 기본은 정신이므로 감정의 편협이 오장을 상하게 해, 성격적인 파탄이나 육체의 질병까지 일으킨다는 것은 모든 의학서들이 말하는 공통적인 방향입니다. 이러한 옛 현인들의 기록과 지혜는 현대인들에게 삶의 방향성을 제시해 줍니다. 즉, 모든 병의 근원을 시기, 질투, 욕심 등의 심리상태로 보고, 병을 치료하고 예방하기 위해서는 그와 같은 마음을 버려야 한다는 것입니다.

이처럼 한의학에서 정신의학의 시작은 매우 오래전부터 이루어졌습니다. 우리 선조들은 일찍부터 인간의 심리상태에 따라 병이 될 수 있다는 견해를 가지고 있었으며, 치료에 있어서도 원인치료나 심리치료, 약물치료 및 침치료 등 다양하게 응용해왔던 것을 살펴볼 수 있습니다. 가장 본받고 유념하게 할 정신은, 이미 병이 된 다음에 그 치료법을 찾기보다는 병이 되기 이전에 예방책을 강구해 미연에 방지한다는 예방의학적 사고를 강조했다는 사실입니다.

증상이냐
병이냐

　정신과 육체를 별개로 보지 않는 한의학에서 심신의학은 새로운 학문이 아닙니다. 특히 울화가 치밀어 생기는 화병은 오행(목, 화, 토, 금, 수) 중 하나인 화, 즉 격렬한 감정이나 마음의 흥분이 장기에 쌓여 일어나는 병이라고 보고 있지요.

　과거 명의들이 '화는 원기의 적'이라고 표현했듯 화는 그 성격상 모든 것을 태우고 소모시키는 것이 특징입니다. 화가 간에 축적되면 간화(肝火), 마음에 쌓이면 심화(心火)라고 하며, 더 심각한 증상을 유발하는 원인이 될 수도 있습니다. 일반적으로 화병 환자들이 두통, 얼굴 달아오름, 목에 이물질 증상, 가슴 두근거림 등을 경험하는 것은 위로 치솟는 화의 성질 때문입니다.

전문가들 사이에 화병이 하나의 증상이냐, 아니면 병이냐에 대한 논쟁이 일고 있습니다. 하나는 화병이 불의 성질을 가진 질환을 통칭한다고 하면서 화를 증상의 하나로서 해석하는 주장이고, 또 다른 하나는 화병은 하나의 계통성을 지닌 질환으로 병의 경과나 양상 그리고 예후에 있어서도 일정한 법칙이 있는 병이나 증후군으로 해석하는 측면입니다.

화병이 여러 질환 중 화의 양상을 가지는 질환이라는 주장은 그간 많은 한의사가 제기해 온 내용입니다. 흔히 가슴이나 얼굴에 열이 나거나, 잘 때 이불을 덮지 못하고 자는 경우 한의원에 가면 화병이란 설명을 듣게 됩니다. 이런 환자들의 경우, 양 젖꼭지 중간에 있는 전중혈을 가볍게 눌러 보면 심한 통증을 호소하기도 합니다.

특히 신경정신과 계통의 증상 중 불안이나 초조, 가슴 답답함, 가슴이 두근거림, 얼굴의 열기 등이 나타나는 대부분의 신경증이나 일부의 정신질환은 이러한 양상을 더욱 명확히 드러내므로 화병이라는 진단을 내리기 쉽습니다. 이것은 '감정이 쌓이면 화의 양상으로 변한다.'라는 한의학의 내용에서 비롯한 것입니다.

화병을 하나의 증후군이나 질환으로 보는 측면은 서양의학의 신경정신과 의사들이 많이 연구하고 있는 내용입니다. 어떤 질환을 증후군이나 병이라고 이름 붙이기 위해서는 분명한 원인, 경과, 양상, 예후를 어느 정도 정의할 필요가 있는데, 화병은 이러한 증후군의 요소를 분명히 가진다는 설명입니다. 즉, 화병은 본인이 알고 있는 스트레스를 계속해서 받고, 만성적인 경과를 밟으며, 불의 양상을 띤 증상이 나타나고, 예후가 만성적이며 쉽게 치료가 되지 않는 일정한 패턴이 있다는 얘기입니다.

이처럼 화병에 대한 인식에 있어서 한의사들 사이에서도 다소간의 차이를 가질 수 있습니다. 여러 연구를 통해 임상적으로 관찰한 내용을 화(火)라는 개념에서 정리 할 필요가 있고, 화의 증상이나 양상에 대한 관심을 가지고 있으며, 그 임상적인 관찰과 경험의 데이터를 통해 지속적인 연구를 해나가는 상황입니다.

참다 참다 터지는 화병

화병을 쉽게 이해하기 위해서는 다음과 같은 설명이 필요합니다. 뚜껑을 막은 주전자를 불 위에 올려놓고 끓이는 모습을 상상해 봅시다. 뚜껑은 완전히 덮여 있고 열은 계속 가해지지만 열기를 밖으로 내보내지 못하고 열기는 주전자 안에서 계속 팽창하게 됩니다. 처음에는 단지 주전자 안에서 물이 끓고 있지만 시간이 지나

압력이 커지면 어느 순간 뚜껑이 벗겨지면서 물이 위로 넘치게 될 때 화로 폭발하는 것, 이것이 곧 화병의 증상입니다.

화병은 외부적으로 스트레스를 분출하지 못하는 상황에서 외부적인 압력이 계속될 때 발생하게 됩니다. 게다가 여성은 이러한 스트레스를 효과적으로 풀지 못하는 특성을 가지고 있어 더욱 쉽게 스트레스가 쌓이는 양상을 보이는데, 한의학에서는 이것을 여인기울(女人氣鬱)이라고 해 여인의 기가 쉽게 울체한다고 설명하고 있습니다. 스트레스가 계속해서 쌓이는 경우는 간기울결(肝氣鬱結)이라고 표현합니다.

이러한 상황이 계속되더라도 사실상 화는 그리 쉽게 폭발하는 것이 아닙니다. 우리의 신체는 화가 밖으로 표출되지 않게 지속시킬 수 있으며 불과 물을 적절히 교류해 인체를 평형 상태로 유지할 수 있는 능력이 있기 때문입니다. 그러나 모든 일에는 한계가 있는 법이지요. 쌓이는 것이 오래되면 화로 바뀌게 되는데 이를 울구화화(鬱久化火)라고 합니다. 신체가 나이가 들어 물과 불의 조화가 깨지기 시작하는 것을 물과 불이 교류를 하지 못한다고 하여, 심신불교(心腎不交)라고 표현하는데요. 흔히 젊어서 웬만한 일은 잘 참고 견디던 사람이 나이가 들면서 잘 참지 못하고 신경질이 늘어나며, 쉽게 화가 폭발하는 경우를 심화상염(心火上炎)이라고 하는데요, 화는 이러한 과정을 거쳐 나타납니다.

화병이 가장 잘 발생하는 시기는 40~50대입니다. 살아오면서 여러 가지 감정적인 스트레스를 지속적으로 받아 왔고, 몸이 허약해지면서 더 이상 화를 억제할 수 있는 힘이 점차 줄어들기 때문입니다. 이 경우를 한의학에서는 오지과극화화(五志過極化火)와 심화상염(心火上炎)으로 설명하고 있습니다. 이 시기에는 이미 병이 장기화된 경우로, 젊고 건강한 신체를 가진 20~30대에 비해 비교적 치료기간이 오래 걸릴 수 있습니다.

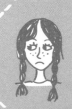

제2장

화병의
증상과
진행과정

나는 왜 이렇게
화가 나는 걸까

- 불안·초조·우울한가 하면 미칠 듯 짜증 부리고 울화통을 왈칵 터뜨린다.
- 나른하고 피곤해 말하기조차 싫어질 정도로 만사에 의욕이 떨어진다.
- 하품이 잦고 항상 졸리지만 막상 잠을 자면 깊게 자지 못한다.
- 항상 쫓기는 것 같고 자신이 없어지며 홀로 있고 싶어 한다.
- 산만해지며 잘 잊고 실수가 많다.
- 일을 처리하는 데 있어 기분에 많이 좌우한다.

- 눈이 충혈되고 침침하며 뻑뻑하고 깜빡거리며 눈꺼풀이 잘 떨린다.
- 양 볼에 열기가 달아오르다가 열이 가시고 오싹오싹 서늘해지기도 한다.
- 머리가 무겁거나 아파 쩔쩔매고, 어찔어찔하며 마치 혈압이 오르는 듯하다.
- 입 안이 쓰고 단내가 나며, 입속 혀끝이 빨갛게 되며, 입 안이 잘 헌다.
- 가슴에 열이 맺혀 답답해 한숨을 자꾸 내뱉고 심장이 괜히 놀란 것처럼 뛴다.
- 손발이 화끈화끈 뜨겁다가 금방 냉해지고 손바닥에 땀이 흥건하게 괸다.
- 손발이 잘 붓고 얼굴과 눈두덩까지 부석부석하며 정신이 맑지 못하다.
- 피부가 건조해지고 검어지며, 주름·검버섯·기미·주근깨 따위가 생긴다.
- 유달리 추위를 타고 몸이 붕 떠서, 둥실대는 듯하다.
- 식욕이 없고 가스가 찬 것처럼 팽만하고 식후 옴짝달싹하기 싫을 정도로 노곤하다.
- 어깨가 굳고 손발이 저리며 쑤셔 오고 몸 어딘가가 아프거나

근육에 쥐가 난다.

- 소변이 잦고 대변이 굳거나 아랫배가 살살 아프면서 설사하는 등 과민하다.
- 월경통이 있고, 질 분비물이 감소해 건조해진다.

화병 환자들이 주로 호소하는 대표적인 증상들입니다. 아마 이 책을 읽고 있는 독자들도 몇가지 항목에 대해서는 '어, 나도 그런데?'하는 반응을 보이실거라 생각됩니다. 화병은 주로 속상함, 억울함, 분함, 화남, 증오심 등과 같은 심리적이고 정신적인 갈등으로 인해 발병하는 한방의 신경정신과 질환입니다. 정신적인 갈등을 겪게 되면 어떤 현상이 나타날까요?

가장 먼저 반응을 일으키는 것은 기(氣)의 변화입니다. 기에 영향을 주는 여러 가지 병리적인 문제가 많지만, 그중 대표적인 것은 감정입니다. 사람이 갖고 있는 일곱 가지 감정인 기쁘고(喜), 화나고(怒), 우울하고(憂), 생각하고(思), 슬프고(悲), 무섭고(恐), 놀라는(驚) 감정은 기를 완화하고, 올라가게 하고, 모이게 하고, 깎이게 하고, 내려가게 하고, 어지럽게 합니다. 과도한 감정의 변화는 기의 흐름에 영향을 주게 돼 질병으로 발전합니다. 한의학에서는 이를 칠정(七情)이라고 합니다.

일곱 가지 감정은 각각 간장(怒), 심장(喜), 비장(思), 폐장(悲, 憂),

신장(恐)과 연관을 맺고 있습니다. 심리적, 감정적, 정신적인 자극에 의해 오장(五臟)은 바로 영향을 받고 또한 오장의 기능여부에 따라 정신적인 상태가 달라집니다. 따라서 한의학에서는 비록 정신적인 질환이라 하더라도 그 치료의 목표는 오장 기능을 조절하는 데 두고 있습니다. 특히 심장은 오장중에 군주의 역활로 가장 중요한 부분을 차지하고 있습니다.

한의학에서는 정신적이거나 신체적인 모든 현상을 하나의 생명활동으로 설명하는 독특한 의학 체계를 갖고 있습니다. 화는 크게 생리적 화와 병리적 화로 구분할 수 있는데, 여기서 생리적 화란 우리 몸 안에서 생겨난 정신적·육체적 에너지를 발생시키는 원동력을 말하며 흔히 양기라고 부릅니다. 양기가 부족하면 기운이 없어지고 손발이 냉해지며 성격이 소심해진다는 것입니다.

이에 비해 병리적 화란 우리 몸의 한부분에 열이 발생해 병을 일으키는 것을 말합니다. 이때 화를 일으키는 원인은 내적 요인과 외적 요인으로 나눕니다. 외적 요인은 우리 몸의 외부에서 장 내부로 병균이 침범해 생기는 열을 말하며, 내적 요인은 몸 안의 음과 양의 기운이 무너지거나 과도한 생각, 질투, 시기, 갈등 등이 오랫동안 지속되어 생깁니다.

화병에도
단계가 있다

화병은 심리적 충격에 의한 신경증적 증상이 복합된 장애입니다. 이 화병의 진전 양상을 유심히 살펴보면 네 가지 단계로 나뉜다는 것을 알 수 있습니다. 그 첫 단계인 충격기에는 배신감과 증오심과 분노로 얼룩지는데, 이것이 개인이 가지고 있던 가치체계나 도덕관, 원망의 감정들과 충돌하면 갈등기에 빠져 고뇌하게 됩니다. 그러다가 체념기에 들어가면 '사는 게 다 그런 거지 뭐.'하면서도 미련과 집념을 버리지 못해 한이 쌓이게 되고, 이것이 장기화되면서 비로소 화병의 증상기를 맞이하게 되어 복잡한 신체증상을 함께 겪기에 이르릅니다.

여기서 '심리적 충격'이란 그 개인에게 적응할 것을 요구하는 어떤 자극에 대한 충격을 말합니다. 그것이 현실의 일이든, 상상속의 일이든 말이지요. 가족이나 주위로부터 어떤 압박감을 주는 현실적 원인이 없는데도 스스로 느끼거나 무의식적인 불안도 '심리적 충격'에 해당합니다. 이러한 무의식 심리적 갈등으로 결국 화병을 일으키는 경우가 적지 않습니다.

그러면 위에 언급한 화병의 단계를 하나하나 구체적으로 설명해보기로 하죠.

충격기 ⟶ 갈등기 ⟶ 체념기 ⟶ 증상기

물론 모든 화병 환자가 위와 같은 과정을 단계적으로 밟는 것은 아닙니다. 환자에 따라서는 계속 갈등기에 머물러 있는 사람도 있고, 또 어떤 환자는 일 년 이내에 증상기까지 진행해 위궤양, 고혈압, 만성두통 등 신체적인 질병으로 이어지는 경우도 있습니다.

끓는다 끓어, 충격기

분노(화)를 일으키는 충격을 받은 바로 그 시점을 말합니다. 이때의 상태는 화(火)라기보다는 격한 분노로 표현함이 옳을 것입니다. 상대에 대한 배신감, 증오심 등이 불 일듯 격하게 일어나 심지어는 살의까지도 품게 되는 극한적인 감정 상태가 됩니다. 이러한 분노를 처리하는 데는 다시 두 가지 유형이 있습니다.

첫 번째 유형은 감정을 그대로 표현하는 경우로 파괴적인 행동을 통해 감정을 격하게 표현하거나, 문제의 근본적인 해결을 위해 적극적인 자세를 취하는 양상을 보입니다. 이런 표현파들은 문제를 해결하기 위해서라면 가족이나 친지들까지 동원하는 등 방법을 가리지 않고 적극적인 행동을 보이기 때문에 문제가 빠르게 해결되거나, 혹은 더 복잡하게 심화되는 두가지의 극단적인 결과를 얻게 됩니다.

두 번째 유형은 감정의 표현이 직선적이지 못하고, 모든 걸 덮어두려는 경향이 뚜렷한 경우입니다. 문제의 근본적인 해결에도 소극적이기 때문에 오랜시간 속에 쌓아두고 혼자 병을 키우는 대표적인 유형이라고 할 수 있습니다.

어떻게 대처할 것인가, 갈등기

급성 충격기를 지나 격한 감정을 어느 정도 진정하고 이성을 회복하기 시작하면 비로소 그들은 심각한 고민에 빠집니다. 자신의 문제를 어떻게 해결할 것인가? 누구나 처음에는 보다 근본적이고 직접적인 해결책을 한번쯤 고려하게 됩니다.

예를 들어, 남편의 외도가 원인일 경우 가장 간단하고 직접적인 해결책은 이혼일지도 모릅니다. 그러나 이런 생각은 오래 가지 않습니다. 대부분의 사람들은 체면을 중시하고, 또 사회윤리 의식이 강하기 때문에 부부간에 문제가 있어도 쉽게 이혼을 선택할 용기가 없기 때문입니다. 자녀 문제, 이혼 후의 상황들, 경제적 대책 등 현실적인 문제들도 그들을 소극적으로 만듭니다. 그래서 괴로워도 참고 견딜 수밖에 없다는 결론에 다다릅니다. 그렇다고 화가 해소된 것도 아니고, 화나는 일이 해결된 것도 아니기 때문에 심각한 갈등은 계속해서 자신을 괴롭히게 됩니다.

이러한 시기에는 전형적으로 불안감이 나타납니다. 사실 이들은 화가 나도 이것을 다른 방향으로 해소할 수 있는 융통성이 없는 경우가 많습니다. 취미도, 사회활동도 흥미를 가지지 못하고 집에만 있는 시간이 많아집니다. 심리적 방어기제도 아주 단순해서 격한 분노를 억제하는 것만으로 버텨 나갑니다.

될 대로 되라, 체념기

이 시기가 되면 환자들은 근본적인 문제를 해결하기 보다는 차츰 자신의 불행을 숙명으로 받아들이는 자세를 취합니다. 즉, 운명이니 팔자소관이니 하는 말로 자기의 불행을 초자연에 투사함으로써 화를 중화하는 체념 상태가 되는 것입니다. 그렇다고 상대를 용서하는 관용적인 태도를 보이는 것도 아닙니다. 다만 체념을 통해 그와는 더 이상의 감정적 관계를 맺지 않는 상태로 만들 뿐입니다.

물론 이러한 과정에는 감정의 억제도 강력히 작용하고 있음을 부인할 수 없습니다. 억제와 체념의 기전을 갖추면 마치 환자는 아무 일도 없었던 것처럼 담담한 표정을 짓거나, 때로는 우울증에 빠진 사람처럼 지치고 힘이 없어 보이게 됩니다. 이런 사람들에게 체념이란 격한 감정을 중화해 심리적인 압박과 어려운 환경에 적응하게 할 수 있는 유용한 방어기제인 셈이지요. 이 단계에 온 환자들에게서는 보통 "이젠 지쳤어요.", "지금은 다 지난 이야긴걸요.", "화낼 힘도 없습니다."등 탄식조의 이야기를 자주 들을 수가 있습니다.

이보다 더 나쁠 순 없다, 증상기

이 시기의 화병 환자들에게는 가장 두드러진 특성은 신체적인 증상이 뚜렷히 나타나기 시작한다는 것입니다. 억제와 체념으로만 쌓인 화가 근본적으로 해결되는 것이 아니기 때문에 그 자체가 만성 스트레스 반응의 형태로서 신체적 증상을 야기하기 때문입니다. 마음의 고통이 너무 커서 받아들이기 어려울 땐 그 고통을 몸에 투사하기 마련입니다. 몸과 마음은 곧 하나이기 때문입니다. 체념기에 들어오면서 우울증이 차츰 현저하다가도 신체적인 증상이 나타나면 오히려 우울증이 호전되는 흥미로운 경향을 보이기도 합니다.

증상기의 환자들은 자신의 병이 화에서 기인한 것이라는 사실을 잘 말하려 하지 않습니다. 또 화의 원인을 제공한 배우자(주로 남편)들은 죄책감 때문에 애써 화병과 신체증상을 분리해서 생각하려는 경향이 있으며, 환자 역시도 옛 상처를 건드리는 듯한 불안감 때문인지 애써 화병이란 사실을 무시하려는 특징을 보입니다.

화병의
여러 증상들

　화병이 유발하는 고통은 한두 가지가 아닙니다. 화병의 대표적인 증상 중에 스트레스 신경성 위장질환이 있습니다. 이 증상을 앓는 사람들은 대개 조금만 신경 써도 속이 답답하고 소화가 안 된다고 호소합니다. 명치끝에 무언가 늘 걸린 듯한 느낌에 시달리고, 배에 가스가 차고, 몸이 무겁고 두통이 있습니다. 이따금 공복 시에는 명치끝 부분이 심하게 쓰리거나, 바늘로 콕콕 찌르는 듯 아플 때도 있습니다. 증상이 점점 악화하면 소화제 없이는 식사를 하지 못하는 경우도 있습니다.

하지만 병원에 가면 위장에는 이상이 없으며, '신경성'이란 모호한 진단만 들을 뿐입니다. 이렇듯 원인 없이 소화불량이 지속되는 것을 '기능성 소화 장애'라고 합니다. 흔히 말하는 신경성 위장질환과도 같은 말입니다. 증상의 호전과 악화를 수시로 반복하며, 스트레스가 심할수록 증상은 더욱 악화하는 특징이 있습니다.

한방에서는 '사즉기결(思則氣結)'이라고 해 생각을 많이 하여 스트레스를 받으면 머리의 긴장이 위장으로 전해져 위장의 기능이 저하된다고 봅니다. 특히 근심이나 분노 등으로 인한 스트레스는 간의 기운을 응어리지게 해, 화병의 근원인 울화를 일으킵니다.

울화는 여러 질환들의 원인이기도 하지만 특히 위장 기능에 영향을 미쳐 기능을 저하시킵니다. 위장 자체에는 아무 문제가 없더라도 기능상의 장애, 즉 소화불량을 유발하는 것입니다. 이 경우 소화제를 먹어도 증상은 잘 낫지 않습니다. 양약을 남용하는 것은 위장의 운동 기능과 소화 흡수력을 떨어뜨려 소화 장애를 부추기는 요인으로 작용합니다.

신경성 위장질환은 체질상 소음인에게서 흔히 볼 수 있습니다. 소음인은 선천적으로 위장이 차고 약하며, 내성적 성격인 경우가 많습니다. 스트레스를 즉석에서 풀지 못하고 마음에 담아두기 때문에 다른 체질에 비해 소화 장애가 나타나기 쉬운 것입니다.

한방에서 이를 다스릴 때는 체질과 증상을 일으킨 원인에 따라 정확한 치료를 시행해야 효과를 볼 수 있습니다. 예컨대 소화기관과 관련한 경혈을 침으로 자극해 막힌 기운이 원활하게 소통하도록 하거나, 정신적 안정과 연관한 경혈에 침을 놓아 마음을 가라앉히기도 합니다. 그와 함께 스트레스로 인해 울체한 기를 풀어주는 '향부자'나 '치자', 허약한 위장의 기운을 강화하는 '백출'등으로 이뤄진 한약재를 처방하기도 합니다. 그 밖에 쑥뜸이나 향기요법, 약침요법 등의 치료법을 병행함으로써 치료 효과를 높일 수 있습니다.

신경성 위장질환을 극복하기 위해서는 환자 자신이 평소의 생활방식을 개선하는 것이 중요합니다. 가장 먼저 병의 근본 원인인 스트레스를 제거할 방법을 찾아야 합니다. 한 가지 문제에 너무 집착하지 말고, 분위기를 전환할 수 있는 다양한 취미 생활이나 활동을 즐기는 것이 좋습니다. 또 정해진 시간에 정량을 먹는 규칙적인 식습관을 갖도록 노력해야 합니다. 적절한 운동도 증상을 완화하는 효과적인 방법입니다. 운동은 위와 장의 연동운동을 자극하며 기운의 흐름을 원활히 하고, 스트레스를 해소하는 효과가 있기 때문입니다.

직장인이라면 식후 30분 정도는 업무에서 벗어나 가벼운 산책을 하는 것이 좋습니다. 몸이 차가운 사람들은 여름철에도 잘 때 배를 덮고 자는 습관을 갖도록 합니다. 그 밖에 술, 담배, 커피, 맵거나 짠 음식 등 위장을 자극하는 음식은 가급적 피하는 것이 좋습니다.

그 밖에도 화병이 유발하는 질병은 무수히 많습니다. 그것을 체계적으로 정리해 보면 아래와 같습니다.

- **순환기계 질환**: 고혈압, 중풍, 협심증, 각종 신경증, 불면증, 우울증, 신체화장애 등.
- **신경계 질환**: 심인성두통, 편두통, 자율신경실조증, 어지럼증 등.
- **소화기계 질환**: 수화성 궤양, 과민성대장 증후군, 위하수, 신경성 식욕부진증, 폭식증, 만성위염 등.
- **호흡기계 질환**: 기관지 천식, 과호흡 증후군, 신경성 해수 등.
- **내분비계 질환**: 당뇨병, 갑상선기능항진증, 비만증 등.
- **골격계 질환**: 서경증, 진전, 틱, 류머티즘성 관절염 등.
- **비뇨기, 부인과계 질환**: 월경 장애, 불감증, 갱년기장애, 신경성 불임증, 신경성 빈뇨, 야뇨 등.
- **피부과계 질환**: 여드름, 만성담마진, 피부소양증 등.
- **기타 질환**: 안정피로, 안검경련, 이명, 어지럼증(메니에르 증후군) 등.

화병으로 오해하기
쉬운 증상들

화병과 유사한 징후도 많이 있습니다. 앞에서 말한 화병의 증상을 살펴보면, 실제로 서양 정신과적 여러 질환들의 증상과 겹치는 부분이 꽤 있습니다. 비슷한 증상으로 인한 오해와 혼란을 막기 위해, 화병과 혼동하기 쉬운 유사 징후들을 대략적으로 살펴보겠습니다.

외상후성 스트레스 장애의 주요 증상

① 극심한 정신적 충격 후에 나타나는 장애다.

② 사건이 반복적으로 기억이 나면서 계속적으로 꿈에 나타난다.

③ 충격과 관련한 일들을 계속 피하려고 한다.

④ 과민한 상태가 지속되며 자주 놀라는 증상이 생긴다.

갱년기 증후군의 주요 증상

① 돌발적으로 얼굴이 붉어지고 뜨거운 느낌이 있다.

② 손발이 차가워지면서 혈압이 상승한다.

③ 일시적으로 어지럼증이나 귀울림이 있고, 가슴이 두근거리거 나 답답한 느낌이 있다.

④ 신경통이나 근육통을 동반하는 경우가 많다.

⑤ 신경이 과민해져서 신경질이나 짜증이 많다.

⑥ 불면, 우울 등의 정신증상과 피로, 권태감의 증상이 나타난다.

⑦ 자신감이 없어지고 건강에 대해 항상 염려하게 된다.

갑상선 기능 항진증의 주요 증상

① 20~30대 여성에게서 많이 발생한다.

② 가슴이 두근거리고 초조감을 느끼고, 불안, 긴장, 감정의 불안 정이 많이 나타난다.

③ 앞 목이 불룩하거나 안구돌출이 있는 경우가 많다.

④ 손끝이 떨리고 땀을 많이 흘린다.

⑤ 더위를 참지 못하고 식욕이 늘며 월경 장애가 나타난다.

불안신경증의 주요 증상

① 조금만 신경을 써도 가슴이 두근거리고 불안하다.

② 돌연 어떤 일이 계기가 돼 불안발작이 온다.

우울신경증의 주요 증상

① 기분이 무겁고 모든 일이 비관적으로만 보인다.

② 무슨 일을 해도 흥미를 잃고, 일을 하고자 하는 의욕이 없다.

③ 전신상태도 전반적으로 나빠져 머리가 무겁거나, 불면, 식욕
   이나 성욕의 감퇴가 나타난다.

④ 건강에 대해 지나치게 염려하며, 주로 아침에 우울한 기분이
   심하게 든다.

신체화 장애의 주요 증상

① 30세 이전에 시작하고 수년에 걸쳐 지속해서 여러 신체적 호
   소를 한 과거력이 있다.

② 머리, 어깨, 배, 팔다리 등의 여러 가지 통증 양상이 나타난다.

③ 오심, 구토, 소화불량 등의 여러 가지 위장장애를 가진다.

④ 손발의 마비, 시력 장애 등의 여러 가지 신경학적 증상이나

월경불순, 성욕 저하 등의 성적 증상이 나타난다.

협심증의 주요 증상

① 가슴 중앙 혹은 심장 쪽으로 무엇이 막힌 듯한 압박감이 있으며 조이는 듯한 통증이 있다.

② 호흡 곤란이 나타나기도 한다.

③ 왼쪽 어깨부터 왼쪽 팔 안쪽을 지나 새끼손가락까지 통증이 있는 경우가 있다.

④ 통증은 발작적이고 2~5분 정도 이어지다가 안정하면 곧 사라진다.

⑤ 심한 운동을 하면 숨이 차고 통증이 심해진다.

⑥ 차가운 날씨, 식사 후, 아침시간에 통증이 더 잘 발생한다.

심장 부위의 주요 증상

① 가슴이 두근거리고, 답답한 느낌이 있으며, 심하면 통증이 나타나기도 한다.

② 아픈 부위가 여기저기 이동하는 경우가 많다.

③ 가슴이 답답할 때 심호흡을 하거나 가슴을 주먹으로 쳐주면 증상이 가벼워진다.

④ 발작은 주로 밤중에 나타나는 경우가 많으며, 몇 초의 짧은

시간동안만 나타나지만 하루 종일 지속하는 경우도 있다.

⑤ 기분이 좋으면 증상이 완화되나 신경을 쓰면 증상이 심해진다.

⑥ 힘든 일을 하더라도 자신이 좋아하는 일이면 증상이 나타나
지 않는다.

체크! 혹시 나도 화병일까?

인도에 새를 무척이나 사랑했던 공주가 있었습니다. 예쁜 새라면 수단과 방법을 가리지 않고 모조리 사들여 궁전에서 기르던 그녀에겐 딱 하나 비워둔 새장이 있었습니다. 공주는 세상에서 가장 아름다운 새를 그 새장 속에서 기르고 싶었던 것입니다.

후한 상금을 걸고 아름다운 새를 찾던 그녀에게 이느 날 한 늙은이가 샛노란 새 한 마리를 가져왔고, 공주는 너무나 마음에 들어 그동안 비워두었던 새장 속에 넣고 기르기 시작했습니다. 하지만 얼마 후 새의 색깔이 점점 변해가더니 나중엔 새까맣고 흉측한 까마귀로 바뀌고 말았지요. 늙은이에게 속았다는 사실을 뒤늦게 깨달은 공주는 끝내 화병을 앓다가 세상을 뜨고 말았습니다.

스트레스가 지나치면 반드시 심신이 병들게 마련입니다. 특히 각종 신경증과 자율신경계의 영향을 받는 장기인 심장, 위장, 대장의 질병이 가장 흔합니다. 분노, 놀람 등 스트레스 상황에서는 일시적으로 가슴이 뛰고 소화가 안 되는 현상이 나타나는 게 대표적인 예입니다. 따라서 이런 상황이 반복해서 일어나면 병으로 이어지게 되는 것입니다.

특히 생활 리듬이 불규칙한 사람, 마감시간에 쫓기는 직장인, 할 일은 많지만 권리는 적다고 느끼는 사람, 불안정한 직장에 다니는 사람, 야간 근무나 밤 당직이 잦은 직장인, 삶이 힘들다고 생각하는 사람 등은 자신이 실제로 얼마나 스트레스를 받는지, 혹시 화병 환자는 아닌지 객관적인 평가를 해 보는 게 좋습니다.

다음은 화병 자가 점검표입니다.

- ☐ 성격이 불같다고 생각한다.
- ☐ 실제로 자주 화를 낸다.
- ☐ 비판받으면 격분한다.
- ☐ 결혼생활이 만족스럽지 못하다
- ☐ 가족이 나를 잘 이해하지 못한다.
- ☐ 화날 때 뛰쳐나가거나 집어던진다.
- ☐ 화날 때는 남과 말다툼을 한다.

- ☐ 화를 낸 후 후회하는 경향이 있다.
- ☐ 화가 나면 짜증이 난다.
- ☐ 화가 나면 불안하고 초조하다.
- ☐ 화가 나면 우울하고 허무하다.
- ☐ 억울한 일이 많았다.
- ☐ 무시당하고 살아왔다고 생각한다.
- ☐ 내 가슴 속에는 한이 맺혀 있다.
- ☐ 얼굴에 열이 달아오른다.
- ☐ 무엇인가 치밀어 오르는 느낌이다.
- ☐ 기분 나쁜 일이 있을 때 입맛이 없어지고 소화가 잘 안 되고 체한다.
- ☐ 가슴이 답답해서 한숨을 잘 쉰다.
- ☐ 가슴이 뛰고 두근거린다.
- ☐ 목·가슴에 무엇이 뭉친 것 같다.

* 채점 기준: 7개 이상 화병 가능성이 높음. 14개 이상 치료 요함.

이를 다시 정신 증상과 신체 증상으로 나누어 보면 다음과 같습니다.

정신에 관한 증상

- 만사가 귀찮다.

- 불안하다.

- 신경이 예민하다.

- 사소한 일에도 짜증과 신경질이 난다(울화가 치민다).

- 초조하다.

- 정신집중의 곤란과 기억력의 감퇴

- 우울하다.

- 머릿속이 텅 빈 것 같이 멍하다.

- 지나치게 건강에 대해 신경을 쓴다.

- 모든 일에 자신이 없다.

신체에 관한 증상

소화기계

- 속이 메스껍다.

- 속이 쓰리고 아프다.

- 소화가 잘 안 된다.

- 입맛이 없다.

- 변비가 있다.

- 목에 뭐가 걸린 것 같다.

- 아랫배가 더부룩하고 가스가 많이 찬다.

- 입 안이 자주 마르고 갈증이 난다.

- 입 안이 텁텁하고 쓰다.

- 대변이 묽다.

생식비뇨기계

- 소변을 자주 본다.

- 생리 색깔이 거무스레하고 덩어리가 섞여 나온다.

- 냉습이 있다.

- 냉이 있다.

피부계

- 식은땀을 많이 흘린다.

- 땀이 많이 난다.

- 몸이 가렵다.

- 기미가 낀다.
- 머리가 빠진다.

호흡 및 심장혈관계
- 가슴이 두근거린다.
- 얼굴이 화끈 달아오른다.
- 깜짝깜짝 잘 놀란다.
- 얼굴이 붓는다.
- 가슴이 답답하다.
- 숨이 차다.
- 손발이 붓는다.
- 손발이 차다.
- 추위를 많이 탄다.
- 가슴이 답답하다.

근골격계
- 손발이 저리다.
- 허리가 아프다.

- 팔다리가 쑤기고 아프다.
- 손발이 떨린다.
- 다리에 힘이 없고 쥐가 잘 난다.

수면 양상

- 잠이 잘 안 온다.
- 잡다한 꿈과 악몽이 많다.
- 자고 나도 잔 것 같은 기분이 안 든다.

두부 및 감각기계

- 머리가 아프다.
- 눈이 침침하고 쉬 피로하다.
- 어지럽다.
- 머리가 띵하고 무겁다.
- 귀에서 소리가 난다.

신경운동계

- 움직이기도 싫고 말하기도 싫다.

- 말을 더듬거린다.
- 쓰러질 것 같다.

기타
- 항상 피로하다.
- 기운이 없다.
- 체중이 늘었다.

제3장

화병, 누가 잘 걸리나?

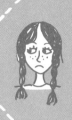

국가대표급 화병 환자,
슈퍼우먼

현대인이 가진 질병 중엔 증후군(신드롬)이라는 이름을 가진 질환이 많습니다. 만성피로증후군, 과민성대장증후군, VDT증후군 등 병리학적으로 이상은 없어도 그릇된 생활 습관 등으로 인한 병적인 증상을 나타내는 질병들이 늘고 있는 것입니다. 최근에는 여성의 사회 참여가 늘어나면서 이들의 바쁜 일상을 대변하는 '조급한 여자 증후군'이 부각되고 있습니다.

미국의 산부인과 의사인 브렌트 보스트 박사도 『조급한 여자 증후군』(the Hurried Woman Syndrome)이란 제목의 책에서 이러한 증후군을 다룬바 있는데요. 주요 증상은 만성 피로, 우울, 성적 활력 감소, 비만 등으로 가장 큰 원인으로 스트레스를 꼽습니다. 이 책의 골자는 스트레스가 뇌에서 분비하는 화학물질의 변화를 초래해 피로나 우울증 등의 증세를 일으키게 된다는 것입니다.

일본 스트레스학회에서도 여성들은 평소 일상적인 스트레스만으로도 몸에 침입하는 병원체에 대항할 면역세포가 현저히 떨어져 있다는 연구결과를 발표한 바 있습니다. 문제는 우리가 정상이라고 생각하는 강도의 스트레스도 사실 인체에 막강한 악영향을 미친다는 것입니다.

여성의 스트레스는 전 세계적으로 공통된 현상입니다. 미국의 조사전문기관인 로퍼세계보고에 따르면 30개국에서 3만 명을 대상으로 조사한 결과 '매일 스트레스를 느끼는'비율이 여성이 남성보다 2배 가량 더 많았습니다. 특히 아이를 가진 여성과 전문직 여성일수록 스트레스 강도가 높다고 답했습니다.

여성이 남성보다 스트레스를 더 잘 받을 수 밖에 없는 이유는 어렵지 않게 유추가 가능합니다. 여성의 사회 진출에 대해 여전히 부정적인 인식과 그런 시선속에서 살아남기 위해 자신을 더 채찍질해야 하는 여성들의 고충은 문제가 된지 오래죠. 육아나 가정일이 여전히 여성의 몫으로 인식되는 분위기 또한 일하는 여성들을 더욱 힘들게 하는 요인이 됩니다. 현대사회에 들어 더욱 강조되고 있는 '외모 경쟁력'이라는 사회 풍조도 여성을 끊임없이 스트레스 상황으로 몰아넣고 있습니다. 능력도 있고 외모도 잘 가꾸고 아이도 잘 키우는 슈퍼우먼을, 그야말로 사회가 조장해내고 있는 셈이지요. 남녀평등이라는 명목아래, 남성과 같은 강도의 육체적 노동을 강요받기도 합니다.

생물학적으로 남성은 여성과 스트레스에 다른 반응을 보입니다. 남자들은 스트레스 상황이 닥치면 '전투태세'로 전환해 남성호르몬 테스토스테론을 다량 분비하면서 오히려 적극적으로 전환되는 반면, 여성은 호르몬 교란으로 몸이 혼란스러워지면서 피로와 우울증, 과식 등 부정적인 반응을 나타냅니다. 이는, 같은 양의 스트레스가 가중될 때 여성이 남성에 비해 화병과 같은 마음의 병을 얻기 더 쉽다는 의미이기도 합니다.

실제 한방신경정신과를 찾는 화병 환자의 80% 정도가 여성이라는 사실이 이를 증명합니다. 여성의 생활은 점점 더 바빠지고 있고, 슈퍼우먼이라는 이름아래 일, 가족, 친구 어느 것 하나 놓치지 않고 모든 일을 완벽히 해야만 멋진 여성이라는 무언의 압박은 여성들을 점점 더 병들게 하고 있는지도 모릅니다.

바쁜 일상 속의 조급증을 극복하기 위한 가장 기본 수칙은 생활의 단순화입니다. 이는 요즘 유행하는 미니멀리즘과도 일맥상통합니다. 미니멀리즘은 무조건 버리고 간소화하라는 것이 아니라 자신이 가장 가치 있다고 생각하는 것에 집중하는 삶을 말합니다. 인생에 있어 가장 중요한 것이 무엇인지 고민하고, 삶의 목표를 재정비해야 합니다. 일의 우선순위를 결정해 자기 시간을 갖는 것이 중요합니다. 일이나 가족 중심의 삶을 자기중심의 삶으로 바꾸어야 합니다. 또 자기가 감당하기 어려운 일이 주어질 때는 오히려 포기하는 것이 자신과 주변을 위해 더 현명한 선택이라는 사실을 받아들이는 자세도 필요합니다.

'빨리빨리'라는 말은 더이상 덕목이 아닙니다. 여유를 가지고 자신의 삶을 컨트롤 할 수 있는 여성이 빨리빨리 하면서 가족이나 주변을 힘들게 하는 여성보다 더 지혜로운 여성입니다. 자신이 좋아하는것이 무엇인지, 어떻게 스트레스를 푸는 것이 가장 효율적인지는 오로지 자신의 시도하고 경험하는 가운데 찾아낼 수 있는 것입니다. 가벼운 운동, 사교활동, 요가, 명상 등 마음을 가라앉히는 취미활동을 짬짬이 해나가시길 바랍니다. 인스턴트 음식을 사먹거나 패스트푸드로 끼니를 때우는 일에 익숙해졌다면, 가끔은 스스로 시간과 노력을 들여 자신만을 위한 음식을 만들어 먹는 것도 좋은 방법입니다. 나중에 아이들이 크고나서, 나중에 성공하고 나서 자신이 무엇을 해야 행복한지 찾으려면, 그때는 너무 늦습니다. 행복도 적금처럼 차곡차곡 조금씩 연습하고 쌓아가야 하는 법입니다.

스트레스 이완요법

① 조용한 환경에서 안락한 의자에 앉는다.

② 눈을 감는다.

③ 몸에서 힘을 완전히 뺀다. 발끝에서 시작해 얼굴까지 힘을 빼고 충분히 이완시킨 후 그 상태를 그대로 유지한다.

④ 코로 숨을 쉰다. 숨 쉬는 것을 느끼면서 숨을 내쉴 때 '하나'하고 조용히 속삭이며, 힘을 들이지 않고 자연스럽게 숨을 쉰다.

⑤ 10~20분 동안 ④번을 반복한 후에 조용히 몇 분 동안 더 앉아 있는다.

* 이 훈련법은 스트레스 자체를 해결해 주는 것은 아닙니다. 다만, 짧은 시간안에 스트레스로 인한 증상을 호전시키는 데 도움이 되어줄 것입니다.

중년 여성 덮치는 갱년기 화병

여자가 중년이 되면 신체적으로 많은 변화가 찾아옵니다. 요통, 견비통, 관절통, 골반통, 손발저림 등 온몸에 '신호'가 오기 시작하고, 눈도 조금씩 침침해져 오지요. 자연스럽게 아픈 곳도 하나 둘 늘어가다보니 여성지를 뒤적이다 '혹시'하는 생각에 화들짝 놀라 거울 앞에 서서 몸 여기저기를 살펴보기도 합니다. 소망이라면 가족들이 잘되는 것 하나밖에 모르고 살아왔는데, 어느덧 그 속에 '내'가 끼어들 틈은 사라져버린 것 같습니다. 그렇게 애지중지 키우고 알뜰살뜰 내조해 왔건만, 이젠 모든 것이 허무하고 덧없이 느껴집니다. 모두가 떠나버린 것 같은 공허감에 문득 거울을 보니, 그 속에는 꿈 많고 반짝반짝 빛나던 소녀는 온데간데없고 그저 '아줌마'가 서 있을 뿐입니다.

2014년에 실시한 '국민건강영양조사' 결과에 따르면 모든 질병 수치에서 여성이 남성보다 높은 비율을 차지하고 있음을 확인할 수 있습니다. 그중에서도 우울증 등 정신질환의 유병률은 남성이 4.2%, 여성이 9.1%로 2배 이상 높습니다. 이 질환들은 40을 넘어 폐경이 다가오면서 부쩍 증가한다는 게 전문가들의 공통된 지적입니다.

여성의 40대는 유방암과 생식기 계통 암, 우울증, 여성 호르몬 감소(또는 중단)로 인한 여러 신체 증상 등이 집중적으로 나타나는, 의학적으로 매우 취약한 연령대입니다. 그럼에도 불구하고 의료 혜택에서 상대적으로 소외돼 있어 매우 심각한 실정입니다.

화병 역시 이런 중년 여성들을 덮치는 질병 중의 하나입니다. 속 썩이는 시댁식구, 무심한 남편, 마음처럼 따라주지 않는 자녀, 이기적인 이웃 등 곳곳에 갈등의 원인이 산재해있기 때문입니다. 일적인 문제보다는 어쩔 수 없는 가족이나 사람과의 관계에서 오는 갈등이 많다보니, 가슴에 치솟는 화가 체념의 과정을 거쳐 한으로 승화하는 경우는 비교적 남성에 비해 여성에게 더 많이 나타나는 경향이 있습니다.

그래서인지, 화병으로 한의원을 찾는 환자들의 대다수는 5~60대 여성입니다. 서운한 감정, 속상한 감정, 답답한 감정 등 쌓인 감정을 꾹꾹 누르기만 하다가 급기야 화병이 생겨 버린 것이지요. 진료실을 찾아온 중년 여성들과 대화를 나누다 보면 끝내 감정이 복받쳐 눈물을 글썽이는 분들이 적지 않습니다.

남성들은 비교적 스트레스를 풀 기회나 방법이 여성에 비해서는 다양한 편이라고 할 수 있습니다. 동료들과 술 한잔을 기울이며 하루의 스트레스를 풀기도 하고, 외부활동에도 크게 거리낌이 없기 때문입니다. 그러나 집에서 육아와 살림에만 집중해온 여성들은 스트레스를 풀 방법도 여의치 않고 어떻게 해야 스트레스를 풀 수 있는지도 잘 모르는 경우가 대부분입니다. 공감이나 대화의 대상이라고는 가족들밖에 없는데 남편은 밖에서, 자녀는 친구들과 스트레스를 풀다보니 사실상 늘 소외되는 느낌을 받습니다. 어느 곳하나 맘편히 속을 털어놓을 수 없는 나날이 이어지다보면 점점 공허감에 시달리고, 이것이 속병, 화병, 골병으로 이어져 어느덧 몸과 마음은 만신창이가 되고 맙니다. 자신이 아프다는 것을 깨달았을때는 스스로도 손쓸 수 없을만큼 병이 커져버린 경우가 대다수지요.

남편과 자식만을 바라보던 중년 주부 앞에 찾아오는 '갱년기'는 이러한 현상을 더욱 가속화시킵니다. 신체적인 변화와 함께 자신이 외롭고 소외당한 존재라는 생각에 갑자기 불안해지기도 합니다. 이런 아내를 곁에서 지켜보는 남편 또한 막상 무엇을 어떻게 도와줘야 할지 막막하기만 합니다. 시간이 흐르면 나아지겠지, 라는 생각으로 외면하는 남편들이 많은 것이 현실이지만 결코 올바른 선택이 아닙니다. 마음이 병들어 가는 아내에게 가장 필요한 것은 다름아닌 남편과 가족의 따뜻한 관심이기 때문입니다.

아내의 건강은 가정을 지키는 주춧돌입니다. 남편들은 다음에 소개하는 여성의 체질에 따른 갱년기 화병의 유형을 유심히 살펴보시길 바랍니다. 내 아내의 유형을 파악하고 어떻게 도와주는 것이 좋을지 함께 공부하고 노력하는 길만이 가정의 평안과 행복을 유지하는 가장 빠른 길입니다.

체질에 따른 갱년기 화병의 유형과 극복법

태음인 여성

태음인 여성이 중년이 되면서 나타나는 가장 큰 특징은 갑작스럽게 우울해지거나 화가 나는 일이 잦아진다는 것입니다. 충분히 참을 만한 사소한 일도 '울컥'하고 화를 내는 일이 많아지고 짜증을 내는 빈도나 정도가 점점 심해지는 특징이 있습니다. 크게 상관없는 지난 일까지 연관 지어서 서운함을 토로하거나 가족들을 힘들게 하기도 합니다.

주부 화병이 가장 많은 체질이 바로 이 태음인입니다. 가까운 가족들이 자신에게 좀더 많은 관심을 보여줄 것을 간절히 기대하면서도 겉으로는 표현을 못 하기 때문입니다. 대신 남편의 무관심 등 못마땅한 점에 대해 예전과 달리 심하게 감정을 표출해 남편 입장에서는 일방적으로 당하거나 당황스러운 경우가 생깁니다.

→ 남편의 외조: 열 마디 말보다 한 번의 행동이 중요하다

태음인 아내라면 춤이나 운동, 등산 등 부부가 함께 몸을 사용하는 취미활동이 좋습니다. 억눌린 정신을 기분전환을 통해 외부로 발산해 줘야 하기 때문입니다. 갱년기 변화로 인한 아내의 투정은 남편과 차분한 의사소통이나 시시비비를 가리려는 목적이 아닙니다. 단순히 치밀어 오르는 화를 참을 수 없어 화풀이하는 것일 뿐입니다.

만약 남편이 일일이 말로 맞대응하거나 논리적으로 따지면 부부간 감정의 골만 깊어집니다. 오히려 묵묵히 평소에 하지 않던 집안일을 해준다든지 행동으로 변화한 모습을 보여주면 아내의 화도 조금씩 누그러들 것입니다. 태음인 아내의 갱년기 치료는 남편의 '열 마디 말'보다 '한 번의 행동'이 매우 중요합니다.

소양인 여성

소양인 여성은 나이가 들수록 자기연민이 강해집니다. 태음인의 막연한 '우울함'과 달리 스스로 처지를 처량하게 느끼는 차이가 있습니다. 평소엔 시비를 가리거나 남의 잘못을 지적하기 좋아하는 소양인이지만 갱년기에 접어들면 이러한 성향에 변화가 생깁니다. 시비를 겉으로 가리기보다 속으로 삭이기 시작하면서 스스로 체념하는 심리가 강해지고 더불어 신세한탄이 잦아지게 됩니다.

소양인 여성은 섭섭함이나 슬픈 감정을 주위 사람이 난처할 정도로 강하게 그리고 자주 표현합니다. 자신의 심정을 주위에서 알아주기를 원하는 심리가 강하기 때문입니다. 또 지나치게 돈이나 재산에 대해 집착하는 심리를 보이기도 하는데, 주변에 자신보다 외적으로 성공한 사례들을 부러워하며 드러내놓고 푸념하기도 합니다. 외부활동에 대한 욕망이 더 강해지는 것도 특징입니다.

→ 남편의 외조 : 아내의 경제활동을 적극 지원하라

아내가 소양인이라면 소소하게나마 경제활동을 할 수 있도록 지원을 해주는 것이 좋습니다. 다만, 주식투자처럼 오로지 돈만 오가는 일, 사무실 내에서만 머무는 일은 오히려 역효과를 불러일으킬 수 있기에 추천하지 않습니다. 영업직이나 서비스업과 같이 여러 사람을 만나고 어울리며 자신의 가치와 사회적 위치를 체감할 수 있는 외향적인 일을 하는 것이 정서적인 여유와 만족감을 줄 수 있습니다.

소음인 여성

소음인 여성은 고집이 점점 세지고 남의 의견을 듣지 않으려고 합니다. 가족들에게도 변화보다 자신의 방식만을 따라주기를 원하며 강요하는 일이 잦아집니다. 청소 등 집안일에 극성스러울 정도로 부지런해지고 대인관계에서 양극화 현상을 보이는 것도 특징입니다. 친숙하지 않은 사람들은 무척 어려워하고, 최대한 배려하지만 진심으로 가까이하지는 않습니다. 또 자신이 맘에 들지 않는 사람이나 대하기 어려운 사람은 아예 만나지 않고 자신이 휘어잡을 수 있는 사람들에게는 잔소리와 요구사항이 많아지는 경향이 있습니다.

→ 남편의 외조 : 아내의 말에 귀를 기울여라

소음인 아내가 집안에만 머물지 않도록 외부활동의 기회를 제공하는 것이 좋습니다. 경제활동보다는 원하는 것을 배우거나 취미활동 등을 할 수 있도록 지원해주어야 합니다. 남편이 일부러 대화를 유도하려는 것보다 아내가 먼저 말을 해 오면 열심히 들어주는 편이 효과적입니다.

고개 숙인 남자들,
남성 화병

화병이 치료의 대상으로 여겨진 것은 그리 오래 되지 않았습니다. 한의학에서 화병을 본격적으로 연구하기 시작하면서 점차 사회적인 관심 또한 높아지게 된 것이지요. 한방신경정신과라는 이름도 생소하던 시절부터 십수년간 화병으로 심각한 고통을 겪고 있는 환자들의 사례를 수없이 만나보며 더욱 확신할 수 있었습니다. 화병이 치료를 요하는 병이라는 사실을 말입니다.

사실 화병은 오랫동안 여성이 잘 걸리는 병이라고 여겨져 왔습니다. 흰색 머리띠를 두르고 가슴을 치며 속썩이는 시댁, 남편, 자식을 원망하던 여성들의 모습이 드라마에서 자주 목격되었고 화병은 그냥 그렇게 개인적인 성격 탓 또는 여성을 억압해 온 문화 탓 정도로 대수롭지 않게 받아들여지던 병이었습니다. 그러나 최근 화병은 여성뿐만 아니라 직장인, 학생 등 우리 사회 구성원 전반에서 나타나는 심각한 병으로 대두되고 있습니다.

1990년대 말 우리 사회에 IMF 한파가 몰아치면서 경제난과 구조조정의 폭풍에 휘말린 남성 가장들이 화병 환자 대열에 들어서기 시작했습니다. 또 치열한 입시경쟁속에서 청소년은 물론, 어린 아이들의 화병도 빈번하게 발생하고 있습니다. 장기불황으로 청년 실업률이 증가하고 경제가 어려워지자, 직장인, 구직자, 실업자, 주부, 학생 할 것 없이 많은 사람들이 화병에 시달리고 있습니다.

화병은 선천적으로 가지고 태어나는 것이 아닙니다. 화병은 살아가면서 억울함과 각종 스트레스를 장기적으로 받고 이를 그때그때 풀지 못해 쌓아두다가 한계점에 다다르면 더이상 화를 억제하지 못해 불처럼 폭발하는 병입니다. 스트레스를 풀 방법이 없는 가정주부나, 몸이 허약해져 더 이상 화를 억제하지 못하게 되는 40, 50대는 물론, 젊음을 이유로 열정만을 강요받는 2~30대에게도, 노는 것이 익숙한 나이에 학원에 끌려다녀야 하는 어린 아이들에게도 화병은 나타날 수 있습니다.

이제 화병은 나이나 성별, 교육 정도나 경제적 수준을 가리지 않고 나타납니다. 특히 요즘은 남성 환자들이 부쩍 늘어났습니다. 화병을 치료하기 위해 한의원을 찾는다는 사실 자체가 익숙치 않고 어색해하던 중년 남성들의 인식이 바뀌고 있는 것입니다.

"가슴이 답답하다.", "목과 가슴에 덩어리가 있다.", "얼굴과 몸에 열이 오른다."등 그 증상 또한 매우 다양합니다. 빠르게 변화하는 세상에서 살아남기 위해 쉼없이 자기개발을 해야하고 회사에서는 늘 평가를 받습니다. 젊은 인재들은 치고 올라오는데 나의 설자리는 점점 줄어드는 것만 같습니다. 최선을 다해 열심히 살아왔건만 세상은 늘 더 열심히 하라는 말만 되풀이 합니다. 억울하고 답답한 심정을 가눌길이 없어 점점 잠도 오지 않는다고들 합니다.

화병으로 한의원을 찾았던 40대 남성 환자의 예를 들어보겠습니다. 대기업의 부장이었던 그는 스스로를 '사람도 좋고 대인관계도 좋지만 능력은 약간 처진다.'고 평가했습니다. 직장은 그런 그에게 조기퇴직이나 부서원 감축 가운데 하나를 선택하라고 요구했습니다. 그는 고민 끝에 감축을 선택했고, 이후부터 가슴이 답답해지고 신경이 날카로워지기 시작했습니다. 담당이사가 사무실에 들르면 '혹시 염탐하러 온 게 아닌가?'하는 생각을 갖게 됐고, 누군가 쳐다보기만 해도 '왜 째려보느냐!'고 버럭 화를 내기도 했습니다. 그런 일을 반복하다 보니 그는 이제 회사 내에서 '이상한 사람'으로 찍혀버리고 말았습니다. 평생을 바쳐 열심히 일해온 회사에서 언제든 자신도 쫓겨날지 모른다는 불안감, 내가 살기 위해 부서원을 감축시켰다는 죄책감 등이 쌓여 스스로도 조절할 수 없을만큼 마음의 병이 커져버린 것이었습니다.

'억울하다'는 감정은 화병의 일으키는 매우 중요한 포인트가 됩니다. 조기퇴직자나 실업자, 사업에 실패한 자영업자에게 화병이 생기는 것도 이 때문입니다. 소위 말하는 줄을 잘서서 인맥으로 승승장구하는 동료를 보거나, 평생 몸을 바친 회사에서 쉽게 퇴직 권유를 할때도 억울한 감정은 극심하게 쌓여갑니다. 내가 노력하지 않아서, 혹은 내가 잘못해서 이런 일이 생겼다면 받아들일 수 있을지도 모릅니다. 그러나 사실상 대한민국의 직장풍보는 개인의 노력이나 능력으로만 평가받기엔 아직 많이 부족하다고 입을 모아 지적합니다. '능력'보다는 연줄과 학연, 그리고 지연 등이 크게 작용하는 경우가 많은 것이 현실이기 때문입니다.

얼마 전 인사에서 일 년 후배에게 부장 승진을 추월당한 대기업 과장이 화병으로 한의원을 찾은 경우가 있었습니다. 자다가도 수시로 벌떡 일어나고 작은 일에도 화를 불같이 내는 일이 잦아지자, 결국 아내의 손에 이끌려 한의원을 찾은 것이었지요. 그는 마치 한의사한테 화가 난 사람처럼 소리치듯 말했습니다.

"회사에서 두 번이나 유학을 보내줄 만큼 능력을 인정받았어요. 그러나 단순히 줄을 잡지 못했다는 이유로 두 번이나 승진에서 미끄러진 거죠. 이런 상황에서 화병이 안 나고 배기겠습니까!"

물론 남성들이 직장 문제로만 화병을 얻는 것은 아닙니다. 남성 환자들에게 나타나는 화병의 유형도 크게 개인, 가정, 사회경제 문제로 그 요인을 나눌 수 있습니다. 가정에서 경제적 활동의 주체이자 가장이라는 위치때문에 직장이나 사업에 대한 스트레스가 가장 높게 나타나기는 하지만, 남성들이 가정에서 점차 설자리를 잃어 간다는 사실도 큰 몫을 차지해가고 있습니다.

십수년 전만 해도 밖에서 얻은 스트레스를 집에 와서 푸는 가장들이 많았습니다. 밥상을 차리고 집안일을 하는 것은 대부분 여자의 몫이었기 때문에 남자들은 밖에서 일을 하고 집에 와서는 대접을 받는 것이 자연스러운 일이었지요. 그러나 여성들의 사회적 지위가 높아지면서 가정내에서 이러한 대접을 당연하게 생각하는 일은 점차 사라지는 추세입니다. 남성도 가정일을 돕고 아이들의 육아와 교육에 책임이 있으며 바깥일과 가정 일에 똑같은 노력을 기울여야만 인정을 받을 수 있는 사회적 분위기가 조성되고 있기 때문입니다.

지금의 아이들은 어릴때부터 가정적인 남성으로 자랄 수 있는 교육을 받습니다. 하지만 4~50대 남성들은 가부장적인 분위기의 가정에서 아들에게는 주방출입마저 허락치 않았던 어머니들 밑에서 자랐습니다. 익숙하지 않고 서툰 것이 당연합니다. 그리고 그 과정에서 자연스럽게, 남편과 아빠의 변화된 모습을 바라는 아내와 자녀들과 갈등이 생깁니다. 가족을 위해 열심히 일하고 돌아와도 대접받고 인정해주는 사람은 없고 일하면서 생긴 스트레스를 가족들과 대화로 나누는 일도 어렵기만 합니다. 무엇을 위해 이렇게 열심히 살고 있는지 모르겠고, 점차 자신이 돈 버는 기계처럼 느껴지기도 합니다. 나 자신을 위해서는 옷 한벌도 맘편히 사본 적 없다는 사실이 갑자기 억울해지고 가족들을 위해 일하느라 제대로 된 휴가 한번, 나를 위한 자유시간 한번 가져본 적이 없다는 사실에 가슴이 갑갑해져오면서 그렇게 화병이 시작됩니다.

가정문제 다음으로 많은 것이 비정규직 문제와 일자리부족, 저성장 시대의 장기불황 등 사회·경제적 요인입니다. 자연히 정치·사회적 불평등에 대한 울분도 배제할 수 없습니다. 이런 사회·경제적 문제로 생기는 울화에 대해서는 개인이 당장 해결할 수 있는 방법이 많지 않다는 사실이 가장 큰 문제라고 할 수 있습니다.

극단적으로 아내와의 관계에서 생겨나는 울화는 이혼하면 되고, 직장 때문이라면 그만두면 됩니다. 하지만 정치나 사회 등에 대한 분노는 당장 개인이 해결할 수 있는 방법이 거의 없습니다. 때문에 그 강도가 다른 스트레스에 비해서는 약한 편일지라도, 지속적으로 영향을 미치면서 만성적인 울화증 상태에 빠트리기가 쉽습니다. 화를 직접적으로 표출하지 않는다고 해도 정서적으로 욕구좌절 상태가 계속된다는 것은 결코 몸과 마음에 부정적인 결과를 낳게 됩니다.

자신의 감정을 바로바로 표현하는 것이 자연스러운 서양문화에 반해, 우리나라는 자신의 감정을 쉽게 드러내지 않는 것을 미덕으로 여겨왔습니다. 이처럼 '감정의 절제'를 높이 사는 '억압의 문화'가 화병의 가장 근본적인 원인이 아닐까 하는 생각을 해봅니다.

화는 쌓이지 않도록 건강하게 표출하는 것이 가장 바람직하다고 전문가들은 입을 모아 말합니다. 그리고 그 표출의 방법은 개개인의 성향에 따라 다 다를 수 밖에 없습니다. 그래서 울화를 적절하게 표출하는 방법은 스스로 훈련하며 찾아가야 합니다. 적절한 감정의 표출방법을 찾아내지 못하고 순간의 감정에 끌려다니다보면 나 자신의 건강은 물론, 주변의 소중한 사람들까지 잃게 될 수 있습니다.

그만큼 '적당한 때에 올바른 방법'으로 화를 내는 것은 매우 중요한 일입니다. 화병 환자들에게는 매우 어려운 주문이지만, 이것을 찾고 훈련하지 않으면 화병의 근본적인 치유가 불가능합니다.

화가 치밀어 오르면 다른 곳으로 관심을 돌려 화를 분산하는 훈련도 좋습니다. 화병은 결국 화에 매달린 결과로 생기는 것이기 때문입니다. 생각의 방향을 전환하고 환기하는 것만으로도 화에 잠식당하는 속도를 늦출 수 있습니다. 마음을 가라앉히는 명상이나 운동, 안되면 게임이라도 하면서 스스로 화제를 전환하기 위한 노력을 기울이기 바랍니다.

여성의 갱년기와 마찬가지로 남성도 언젠가 실직이나 퇴직 등으로 인한 정신적 갈등기인 '공황기'를 겪을 수밖에 없습니다. 갱년기든 공황기든, 배우자 일방의 문제로 안이하게 여기지 않기를 바랍니다. 부부 공동의 문제라는 인식하에 함께 노력한다면 화병을 반드시 극복할 수 있습니다.

어른들은 몰라요,
어린이 화병

최근 들어 화병을 호소하는 어린이들이 늘고 있습니다. 과도한 조기교육 경쟁이 어린 아이들의 마음마저 피폐하게 만들고 있기 때문입니다. 부모가 직접 학교나 학원에 데려다주고 데려오는 일이나 학원스케줄로 하루 일정이 빡빡한 것도 이미 자연스러운 모습이 되어버렸습니다. 아이들은 점차 스스로 결정하거나 선택할 수 있는 일이 줄어들고, 부모님 없이는 아무것도 할 수 없게 되어가고 있습니다. 부모님의 기대를 충족시키기 위해 늘 부모님의 눈치를 보며 사랑받기 위해 하루하루 노력하며 살아갑니다. 부모의 지나친 욕심으로 인해 어린이가 감당할 수 없는 스트레스를 받는 일도 그만큼 많아지고 있습니다.

어린이들은 감정 조절이 미숙해 쉽게 화를 내며, 어떻게 화를 풀어야 하는지 모를 때가 많습니다. 때문에 화병의 징후가 어른에 비해 훨씬 더 심각하게 나타날 수 있습니다.

취학 전 아이들은 화가 쌓이면 잘 먹지 않거나 대소변을 못 가리는 등의 증상을 보입니다. 취학 후 아이들은 부모에게 짜증과 신경질을 부리기 시작하고 쉽게 피로해하거나 두통, 어지럼증, 복통, 식욕부진 또는 식욕과잉, 소화장애, 변비, 야뇨증, 가슴이 답답하고 숨이 차는 등의 신체 증상을 보이게 됩니다. 말을 너듬거나 발음장애, 틱 장애, 학습장애가 생길 수도 있습니다. 또한 잘 웃지도 않고, 놀이를 해도 큰 흥미를 보이지 않고, 친구들과도 잘 어울리지 못합니다.

유치원이나 초등학교에 다니는 아이들은 같은 것을 거듭 확인하는 증상을 많이 보입니다. 준비물은 제대로 챙겼는지, 머리를 양쪽 똑같이 묶었는지, 양말목이 똑같이 올라왔는지를 계속 확인합니다. 마음에 들지 않으면 다른 일을 못 하거나 화를 내며 정리한 것을 흐트러뜨리기도 합니다. 학교에서는 책을 찢거나, 칼로 책상을 긁는가 하면, 친구와 난폭하게 싸우는 등 일탈적인 행동양상도 보입니다. 어린의 화병의 전형적인 증세입니다.

화병이 심하면 키가 크지 않을 뿐만 아니라, 그 밖의 신체 발육이 정상적으로 이뤄지지 않습니다. 면역 기능이 떨어져 감기나 천식, 아토피 등 알레르기성 질환에 걸릴 가능성도 높습니다. 스트레스 호르몬이 뇌세포의 분화와 성장을 막아 기억력이 떨어지고, 감성 기능 장애를 초래합니다. 먹거리로 스트레스를 풀려는 경우 지나치게 많이 먹어 비만과 이에 따른 2차 질환을 부르기도 합니다.

틱장애나 소화 장애, 변비, 야뇨증 등 어린이에게 흔한 질환이 나타나면 부모들은 단순한 몸의 이상으로 여기는 경우가 많습니다. 하지만 많은 경우, 몸이 아닌 마음이 그 원인인 경우가 많습니다. 특히, 병원에서 검사를 해도 특정 병변이 나타나지 않는다면 심적인 문제를 반드시 고려해보아야 합니다. 어린이 화병을 가볍게 보고 방치하면 신체적인 것은 물론, 정서적 성장에도 부정적인 영향을 미칠 수 있기 때문입니다.

어린이가 화병 증세를 보일 때는 그 원인이 무엇인지를 찾아내는 것이 중요합니다. 아빠와의 갈등으로 야뇨증을 보인 어린이가 아빠와 놀이동산에서 즐거운 시간을 보낸 뒤 병증을 이긴 사례도 있습니다. 의학적 치료를 배제한 채, 아이들의 요구를 무조건 다 들어준다고 해서 능사가 아닙니다. 가정에서 자신이 원하는 것을 너무 쉽게 얻은 어린이는 자기 가정과 분위기가 다른 학교나 사회생활에서 심각한 스트레스를 받거나 좌절할 수 있기 때문입니다. '되는 것'과 '안 되는 것'을 확실하게 구분하고 일관성 있는 태도로 임하는 것이 중요합니다.

부모들이 다투거나 이혼 같은 중요한 결정을 할 경우, 또는 자녀와의 약속을 어길 수밖에 없는 경우에는 주어진 상황을 충분히 설명해 이해시키는 자세가 필요합니다. 어린이가 이해하지 못하는 상황은 평생 털어낼 수 없는 스트레스가 됩니다. 과도한 기대나 집착도 문제입니다. 능력에 걸맞지 않은 기대는 어린이들을 지치게 하며, 거짓말이나 변칙을 동원하도록 하는 원인이 되기도 합니다.

흔히, '부부 싸움은 칼로 물 베기'라는 말이 있습니다. 이것은 그저 부부 사이의 일이니 싸움이 끝나면 그뿐, 아이들이 상관히거니 신경쓸 일이 아니라고 생각하는 부모들이 많습니다. 자녀가 어느 정도 성장하기 전까지는 한바탕 부부싸움을 하고 나서도 다시 흐르는 강물처럼 부부 사이가 무사히 흘러갈 수 있을지도 모릅니다.

그러나 자녀가 보는 앞에서 부부가 싸움을 하는 것은, 물 베는 칼로 자녀의 마음을 베는 것과 같습니다. 싸우는 부모를 보면서 아이들은 막연히 부모의 싸움이 자신 때문일 것이라고 생각하기 때문입니다.

"부부 싸움을 시작하면서 지금부터 엄마 아빠는 이런 문제, 이런 의견 차이로 말다툼을 시작하려고 하는데 도중에 물건이 날아다니거나 높은 소리가 날 수도 있으니 너희들은 놀라지 말고 안심하거

라. 곧 끝날 거다."

이렇게 미리 선전포고를 하고 싸움을 시작하는 부모는 없습니다. 어느 순간 갑자기 큰소리가 나더니 그릇이 날아다니는 효과음이 부엌 쪽에서 혹은 안방에서 나기 시작하면 덜컥 내려앉은 아이들의 가슴은 그때부터 죄책감과 두려움에 시달리기 시작합니다. 이삼일 사이에 말을 듣지 않았거나 나쁜 성적표를 받았다면 그 죄책감은 더욱 커집니다. 부모님의 싸움이 분명히 나 때문에 시작했을 거라고 생각하다, 그 생각이 깊어지면 '나는 이 집에서 나가야 한다.'는 생각도 하게 됩니다.

그렇게 아이가 죄책감과 두려움에 떨고 있는데 얼마 정도 시간이 흐르면 집안이 조용해집니다. 아이는 두려워서 방 밖에도 못 나가고 있다가 다음 날 아침에 겨우 부모님 얼굴을 보았는데 두 분다 어젯밤의 전쟁에 대해서는 아무 말이 없을 때 아이는 안심이 되면서도 마음에서 배신감과 작은 분노를 느낍니다. 이런 상황의 반복은 절대 아이의 정서에 좋은 영향을 미칠 수 없습니다.

부부싸움은 아이가 보지 않는 데서 하되, 어쩔 수 없이 그런 일이 일어났다 하더라도 부부 싸움이 끝난 후에는 반드시 아이가 받았을 상처를 치료해주는 과정이 필요합니다.

"미안하다. 네가 친구하고 가끔 말다툼을 하듯이 엄마 아빠도 말다툼을 할 때가 있단다. 이젠 서로 뜻을 알아서 문제가 해결됐단다.

어제 저녁에 놀랐지. 그렇지만 아직도 우린 사랑한단다."

아이가 막연히 품었던 죄책감과 불안에서 벗어나 편히 잠자리에 들 수 있는 것 또한 부모의 작은 말과 행동이라는 사실을 잊지 마시기 바랍니다.

싸움 후에 사과도 없이 몇 번의 싸움을 반복하다 아이의 문제가 얽혀 들어가면 아이는 영락없이 자신 때문에 부모님이 싸우고 계셨다고 확신하게 됩니다. 부부 싸움 한 번도 마음 놓고 하지 못하는 불편함을 감수하는 부부라야 자식 키우기가 힘들다는 말을 할 수 있는 것입니다. 하고 싶은 말 다 하고 싸우고 싶을 때 다 싸우면서 올바른 가정교육을 기대할 수는 없습니다. 점증하는 이런이 화병은 사실 부모님이 만드는 것이나 마찬가지기 때문입니다.

어린이 화병의 예방과 치료를 위해선는 그 원인이 무엇인지 알아보고, 함께 해결해 나가려는 부모의 애정 어린 관심과 노력이 우선되어야 합니다. 교육도 좋지만, 밖에서 마음껏 뛰어놀 수 있는 시간도 반드시 마련해주시기 바랍니다. 자유롭게 뛰어노는 시간을 통해 아이들은 몸 안에 쌓인 스트레스를 발산할 수 있기 때문입니다. 어린이의 분노와 울화는 놀이를 통해 푸는 것이 가장 효과적입니다. 가족과 함께하는 산책이나 운동도 좋은 스트레스 해소의 방법이 될 것입니다.

한의학에서는 어린이 화병을 기(氣)의 순환이 막힌 기체와 심장의 기능이 과열되어 나타나는 심화 두가지로 보고 치료합니다. 체질과 성향에 따라 치료법이 다르지만, 일반적으로는 어린이들이 거부감을 갖지 않는 증류 한약이나 화가 쌓인 부분의 피부에 붙이는 피내침, 침 맞는 것을 두려워하는 어린이를 위한 지압법 등으로 다스리기도 합니다.

증상이 가벼운 경우에는 2~6주면 치료가 가능하지만, 심각한 증세를 보이는 경우에는 더 오래 치료를 받아야 합니다. 약재는 화를 삭이고, 막힌 기운을 풀어 주며, 너무 가라앉거나 들뜬 마음을 안정하도록 처방합니다. 대표적인 한약재는 향부자와 진피입니다. 향부자는 기의 순환을 돕고 열을 다스려 답답함을 풀어 주며, 귤껍질을 말린 진피는 가슴에 뭉친 기를 풀어내며 소화를 돕는 효능이 뛰어납니다.

화를 풀어주는 한방차를 즐겨 먹이는 것도 좋은 방법입니다. 어린이에게 인스턴트 음료 대신 한방차를 먹이면 건강과 스트레스 해소 등 일석이조의 효과를 볼 수 있습니다. 꿀이나 설탕으로 맛을 내면 어린이들이 잘 마십니다. 화병에 좋은 한방차의 종류와 만드는 법에 대해서는 뒤에서 다시 자세히 설명하겠습니다.

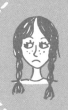

제4장

화병을
다스리는 법

웃어라,
활짝 웃어라

'행복'전문가 로레타 라로치라는 미국 여성은 "건강한 사람은 하루 1백 번에서 4백 번 웃음을 웃는다."고 말했다고 합니다. 아무리 '웃으면 복이 온다.'고 하지만, 하루에 몇백번씩 웃는건 불가능에 가까울 만큼 쉽지 않은 일처럼 느껴집니다.

그러나 웃음에 인색하고 무표정하기로 유명한 우리나라 사람들은 한번쯤 생각해 볼 대목입니다. 웃음은 커녕 끓는 화를 참는 것을 미덕으로 삼으며 살아온 것이 어쩌면 몸과 마음의 병을 만든 원인일지도 모르니 말입니다.

웃음은 인간관계를 부드럽게 하는 묘약과도 같은 것입니다. 같은 말이라도 웃음의 여유를 넣어 말할 줄 아는 사람은 어떤 상황에서도 남의 미움을 사지 않습니다. 유머와 기지가 넘치는 말 한마디가 일촉즉발의 긴장 상황을 행복한 화합의 장으로 돌변시킬 수도 있습니다. 그것이 웃음의 힘입니다.

화는 사람을 병들게 하지만 웃음은 건강을 되찾아줍니다. 웃으면 혈액순환이 좋아지고 가슴과 배를 비롯한 전신의 근육이 단련되는 등 신체적으로도 좋은 영향을 미치며, 스트레스를 털어내는 데 실질적인 도움이 된다는 연구데이터는 차고 넘칠 정도로 많습니다.

심지어는 웃음으로 암을 고쳤다는 사람도 있습니다. 실제로 사람이 큰 소리를 내며 웃을 때 분비되는 인터페론이라는 성분은 항암 효과가 있는 것으로 알려져 있지요.

의사들 사이에 오가는 얘기로, '위약의 효과'라는 것이 있습니다. 통증(痛症)은 일반적으로 연령이나 심리적 상태, 또는 그 사람의 사회적, 문화적 배경에 따라 정도의 차이를 나타낸다는 것인데요. 예컨대 똑같은 두통을 앓고 있더라도 그 사람이 종교를 가지고 있느냐 없느냐, 또는 어떤 종교에 어느 정도 심취해 있느냐에 따라 더 많이 아프기도, 덜 아프기도 하다는 것입니다.

이 같은 사실을 입증하기 위해 제니스 모스와 로버트 모스라는 두 심리학자가 캐나다 서부에 거주하는 앵글로 색슨, 이스트 인디언, 우크라이나, 허스패닉 등 각기 다른 문화적 배경을 가진 네 그룹을 대상으로 연구조사를 벌인 일이 있었습니다.

그 결과 이들은 네 그룹이 똑같은 통증에 대해 각기 다르게 반응한다는 사실을 밝혀냈습니다. '통증의 정도는 문화적 학습에 따른 것'이라는 말도 이때부터 나왔습니다. 우리 식으로 말한다면 '모르는 게 약'쯤 될까요. 어떤 분야에 대해 깊이 파고들면 파고들수록 더욱 어려워지는 것과 같은 이치입니다. 의학에서의 '플라시보 효과'는 바로 이 '모르는 게 약'에 해당하는 특수요법입니다.

아픈 사람에게 특효약이라며 밀가루 같은 것을 먹게 하면 낫는 경우가 많다는 것이 이른바 '위약(僞藥)의 효과'입니다. 얼마 전 프랑스에서 한 여인이 살충제를 마시고 사망한 일이 있었습니다. 부검해 보니 독성이 전혀 없는 약이었는데 여인은 죽음을 생각하며 마셨고, 생각대로 죽은 것입니다. 쉽게 믿기지 않는 일이지만 실제로 있었던 일입니다.

이처럼 병이나 고통은 마음에서부터 생겨나는 경우가 많고, 인간의 병을 치유하기 위해서는 마음의 치유를 선행해야 한다는 점을 이 '플라시보 효과'는 극명하게 보여주고 있습니다. 극심한 불안감, 초조감이 크고 작은 질병의 원인이 된다는 사실은 이미 여러 차례 입증된 바 있습니다. 화를 내거나 고민을 많이 하면 위(胃) 내

벽의 위산에 대한 보호 장치가 약화해 궤양이 생길 수도 있고, 혈압이 올라가 부정맥 또는 불면증 등의 증상이 생기기 도 합니다. 심장이 과열되면서 에너지 전달 기능에 문제가 생겨 모든 인체 장기의 원활한 기능을 방해하기 때문입니다.

이런 의미에서, 웃음은 분명 간접적으로 화병을 예방하고 치료하는데 효과가 있다고 할 수 있습니다.

"미친 사람처럼 마냥 웃고 다닐 수만도 없는 노릇 아닌가요?"

"마음이 편하지 않는데 그냥 웃음이 나올리가 있나요?"

"억지로 웃으려고 노력하는 것만으로도 우리 인생에 도움이 되긴 되는 깃일까요?"

이렇게 물으실 수도 있습니다. 그러나 확실히 대답드릴 수 있는 것은 절대적으로 도움이 될 것이라는 사실입니다. 수많은 의학자들의 연구결과가 그러했고, 많은 임상 케이스들이 웃음의 놀라운 효과를 입증하고 있습니다.

마지막으로 웃음으로 병을 치료하고 인생이 바뀐 한 남자의 사례를 들어봅니다.

1960년대 미국의 잡지사 편집장이었던 노먼 카즌스는 몸이 점점 굳어가는 난치병에 걸렸습니다. 여러 병원을 전전하며 치료법을 찾았지만, 결국 마땅한 치료법을 찾을 수 없었던 그는 어느 날, 웃음치료에 대한 정보를 접하고 이 탁월한 '마음속의 의사'를 일깨

우기로 마음먹었습니다.

그날부터 코미디 테이프를 구해다 놓고 하루 종일 그걸 들으며 웃는 일을 몇달 간 계속했다고 합니다. 그리고 기적처럼 이 몇 달 간의 미친 듯한 웃음 훈련으로 건강을 완벽하게 되찾게 되었지요. 신기하게도 모든 신체의 수치가 정상으로 되돌아왔고 그 자신조차도 이러한 결과에 감탄할 수 밖에 없었습니다. 그는 자신의 경험을 바탕으로 '웃음의 치료법'이란 논문을 발표해 큰 반향을 일으켰고, UCLA에서 명예의학박사 학위까지 받았습니다.

스트레스는
관리 가능한 긴장이다

스트레스를 풀지 않고 방치하는 것은 건강을 해치는 가장 쉬운 방법 중 하나입니다. 그래서 건강하고 행복한 삶을 위해서는 평소에 운동이나 명상 등을 통해 스트레스를 제때 풀어주는 것이 매우 중요합니다. 대부분의 사람은 자신이 스트레스를 받고 있다는 사실조차 잘 인지하지 못하거나 알아도 방치한채 잊고 사는 경우가 많습니다. 그렇게 자신도 모르게 만성적으로 스트레스가 쌓이다보면 자율신경계의 조화가 깨지고 병을 얻게 된다고 누차 말씀드린 바 있습니다.

그렇다면 스트레스를 푼다는 것은 어떤 의미이고, 어떻게 하면 스트레스를 관리하고 극복할 수 있을까요?

자신이 어떠한 일에 얼마만큼 스트레스를 받고 있는지 정확히 파악하는 것, 바로 이것이 스트레스 극복의 출발점입니다. 대부분 자신의 스트레스가 외적인 사건이나 상황 때문이라고 생각해서 방법이 없다고 여기지만, 사실은 그렇지 않을 수도 있습니다. 사실상 대부분의 스트레스는 본인이 스스로 만들어내는 경우가 많기 때문입니다.

스트레스의 원인은 사회적, 생물학적, 성격적 원인 등 크게 세 가지로 나눌 수 있습니다. 첫 번째가 사회적 원인입니다. 직장인은 누구나 한 번 이상 비인간적인 조직의 특성이나 지나친 관료주의로 인한 비애나 좌절감을 느껴봤을 것입니다. 승진이나 보직 이동이 있을 때, 동료보다 뒤처지면 스트레스를 받습니다. 또 과다한 업무나 직장 상사와의 불화 등으로 마음고생을 하는 것도 이런 경우에 해당합니다.

두 번째, 생물학적인 원인입니다. 식사를 걸러 저혈당이 되면 스트레스 반응이 나타나기 때문에 규칙적인 식사는 건강한 삶의 필수 조건중 하나입니다. 스트레스가 쌓이면 체내에 비타민과 아연 같은 무기질을 많이 소모하므로 신선한 야채나 과일을 많이 섭취하는 것도 중요합니다. 그런데 이런 기본적인 것들이 잘 지켜지지 않거나, 불규칙한 생활, 비타민 등 각종 영양소 부족, 소음 공해 등에 나 자신을 방치하는 것 또한 스트레스를 부르는 유해한 요인입니다. 특히 지나친 알코올과 카페인은 우리 몸에 스트레스 반응을 일으키는 또 하나의 주범임을 알아야 합니다.

세 번째는 성격적인 원인입니다. 동일한 스트레스 환경에 놓여 있다고 해도 스트레스를 유독 많이 받는 사람과 그렇지 않는 사람이 있습니다. 이는 성격적 원인에서 비롯합니다. 모든 일을 완벽하게 처리하려는 사람이나 지나치게 다른 사람보다 앞서려고 하는 사람, 시간에 쫓기는 사람은 스트레스를 쉽게, 그리고 많이 받습니다. 예민하거나 소심한 성격, 열등감이 상한 사람도 스트레스란 넋에 쉽게 걸려듭니다.

스트레스를 피하려면 '내가 하는 일은 되는 게 없다.'든가 '성공을 위해서는 항상 완벽해야 한다.'는 등의 비합리적인 생각을 바로 잡아야 합니다. 대부분의 스트레스가 이 같은 잘못된 생각에서 비롯하는 것이기 때문입니다. 실제로 건강에 영향을 주는 것은 스트레스 자체가 아니라 스트레스에 대한 반응입니다. 스트레스는 피할 대상이 아니라 다스려야 할 대상임을 잘 알아야 합니다.

스트레스를 해소하기 위해서는 우선 현명하게 먹어야 합니다. 끼니를 거르지 말고 적절한 칼로리를 섭취하며 비타민 B와 C 복합제를 먹는 것이 좋습니다.

운동은 스트레스 때문에 생기는 물질(아드레날린)을 소모하고 스트레스를 받을 때 과민하게 반응하지 않게 합니다. 주 3회 이상의 규칙적인 운동은 정신건강에도 매우 긍정적인 효과를 미칩니다. 깊은 호흡이나 명상도 스트레스 해소에 큰 도움이 됩니다. 하루에 두세 번씩 가장 편한 자세로 앉아 명치 위에 자신의 손을 올려놓고 코로 숨을 들이마시면서 배가 나오도록 하고 몇 초간 숨을 참은 뒤 천천히 입으로 숨을 내쉬면서 배가 서서히 들어가도록 하는 훈련법을 습관화하면 큰 도움이 될 것입니다.

특정 부위의 근육을 5~7초간 긴장을 유지하고 이후 긴장을 풀고 완전히 이완된 상태를 30~40초간 유지하면 정신적 긴장도 같이 풀어지면서 편안해지는 것을 느낄 수 있습니다. 이 같은 동작을 상지, 하지, 어깨, 안면, 목 등의 순서로 시행하기 바랍니다. 눈을 감고 편안한 자세로 앉거나 누워 5분 동안 명상에 잠기는 것도 스트레스 해소에 도움이 됩니다.

자연 속에서 할 수 있는 자전거 타기, 등산, 걷기 등과 요가, 단전호흡, 기공, 태극권 등도 스트레스 해소법으로 최근 각광받고 있는 운동법입니다. 또한 험담이나 질책 등 소리로 인해 스트레스를 받았을 때는 좋은 음악을 듣고, 나쁜 장면이 자꾸 떠오를 때는 푸른 하늘과 바다를 보는 등 스스로 마음을 다스리는 방법을 적극적으로 찾아보시기 바랍니다. 온갖 방법을 다 써보아도 스스로 스트레스를 극복하고 해소하는 것이 어렵다면 의료진에게 도움을 받는 것도 방법입니다.

스트레스 날리는
9가지 방법

    사람들은 살아가면서 다양한 스트레스에 직면합니다. 본인의 질병을 비롯해 가족의 사망이나 결혼, 이혼, 유산, 출산, 이직 등이 모두 스트레스의 요인이 될 수 있습니다. 자신의 목표를 이루거나 실패하는 과정에서도 늘 스트레스는 존재합니다. 어느 정도의 스트레스는 조직에 적응하는 법을 가르쳐 주며 당장은 힘들더라도 미래엔 더 좋아질 것이라는 기대를 갖게 해주기도 합니다. 그러나 매일 심한 스트레스를 받으면, 우울하거나 화가 났을 때 의연하게 대처할 수 있는 능력을 떨어뜨립니다.

극심한 스트레스로 인해 인체에 나타날 수 있는 질병은 다음과 같습니다.

먼저 심장혈관계에서는 빈맥(맥박이 빨리 뛰는 것), 부정맥(맥박이 불규칙하게 뛰는 것), 본태성 고혈압(원인불명의 고혈압), 협심증, 콜레스테롤 증가가 생깁니다. 위장계에서는 신경성 구토, 위경련, 가슴앓이, 딸꾹질, 설사, 위궤양, 십이지장궤양, 위산분비과다, 변비 등이 생기며, 호흡기계에서는 신경성 기침, 기관지 천식, 과호흡 증후군이 나타나고, 비뇨생식계에서는 빈뇨(소변을 자주 보는 것), 월경불순, 불임증이 생깁니다.

그뿐만이 아닙니다. 내분비계에서는 당뇨병, 비만, 갑상선질환이 생기고, 신경계에서는 편두통, 긴장성 두통, 수전증, 서경증(목의 근육이 뻣뻣해져 머리가 한쪽으로 기우는 것), 틱 경련(얼굴 근육이 실룩실룩하는 증세) 등이 일어납니다. 피부에서는 두드러기, 가려움증, 신경성 피부병, 다한증(땀이 많이 나는 것), 원형 탈모 등이 생기고 면역계에서는 면역성이 감소하거나 감염이 증가하며, 정신심리 면에서는 우울증, 공포증, 기억장애, 불면증이 생기고, 근육계에서는 근육통, 요통, 관절염, 골다공증이 생깁니다.

실로 다방면의 모든 인체구조에 심각한 영향을 미칠 수 있음을 알 수 있습니다.

사실 적당한 스트레스는 우리 몸에 약이 되는 경우도 많습니다.

어떻게 보면 우리에게 생명력과 활력을 불어넣어 주는 것도 바로 스트레스라고 할 수 있습니다. 다만, 너무 지나치거나 장기간 지속 되고 잘 관리하지 못할 때, 우리 몸의 건강까지 해칠 수도 있다는 사실을 반드시 기억해야 합니다.

스트레스는 마음의 문제입니다. 마음으로 다스리고 마음으로 소화해야 합니다. 가벼운 물건밖에 들지 못하던 사람도 훈련을 하면 무거운 것도 거뜬히 들 수 있듯이 스트레스에 예민하던 사람도 훈련을 통해 커다란 스트레스를 견뎌내는 능력을 키울 수 있습니다.

우리 몸은 마음먹은 대로 변화한다는 의학적 증거가 많이 있습니다. 긍정적으로 생각하면 긍정적으로 변하고, 부정적으로 생각하면 부정적으로 변하는 것이 우리 몸입니다.

그렇다면 스트레스에서 벗어날 수 있는 해결책에는 무엇이 있는지, 하나씩 함께 알아보도록 하겠습니다. 누구나 일상생활에서 쉽게 적용할 수 있는 스트레스 대처 방안들입니다.

정보에 강해져라

'모르는 것이 약이다.'라는 금언이 항상 좋은 것만은 아닙니다. 전쟁이든 질병이든 사회적으로 이슈화가 되면, 사람들은 현실보다 상상 속에서 상황을 더욱 나쁘게 만들기 마련입니다. 현실에서 가족과 자신을 방어하는 방법을 알아간다는 것은 쉬운 일은 아닙니다. 그러나 용기내서 부딪히고 공부하며 조금씩 알아가는 과정을 통해 자신을 강하게 만들 수 있습니다. 마음의 건강도 더 많이 알수록 쉽게 지켜낼 수 있습니다. 몸에 좋다는 음식과 건강정보에는 관심이 많지만 마음의 건강에 대해서는 관심이 없거나 잘 모르는 것이 현실입니다. 지금부터라도 관심을 가지고 일상에서 스스로 대처하는 방법을 찾아보시기 바랍니다. 모든 일은 아는 만큼 보이고, 더 슬기롭게 대처할 수 있습니다.

조언자를 만나라

친구나 가족이나 동료 혹은 기타 소속한 모임의 사람들과 대화를 하는 것은 매우 중요한 일입니다. 다른 사람과 나의 관심사를 공유하고 감정을 나누는 일은 스트레스를 해소하는 가장 직접적이고 쉬운 방법 중 하나이기 때문입니다.

고든 박사는 "보스니아, 코스보 또는 9·11테러 사태 등을 겪은 사람들 중에서 대화를 통해 해소한 사람들이 그러지 않은 사람들에 비해 심리적, 육체적인 문제를 덜 겪고 있다."고 말했습니다. 스트레스를 많이 받은 날, 친구들에게 전화를 해서 약속을 잡고 맛있는 음식과 함께 수다를 떠는 것이 얼마나 좋은 효과를 발휘하는지 입증하는 대목입니다.

군이 대화를 하지 않더라도 혼자서 문제를 해결하려고 하거나 혼자만의 시간을 고집하기 보다는 다른 사람과 되도록 함께 있는 것이 마음의 안정을 얻는데 도움이 될 것입니다.

다른 일에 관심을 쏟아라

우선 현재 일어나고 있는 사실을 있는 그대로 받아들이기 바랍니다. 어떤 사건이, 혹은 누군가가 나를 힘들게 하고 있고 내가 매우 큰 스트레스를 받고 있다는 사실을 스스로 인정하고 인지하는 것이 우선입니다. 정확히 자신의 상태를 파악하고 나면 다음은 그 일과 관계없는 다른 일에 관심을 쏟아보기 바랍니다.

집안에 있거나 운전을 할 때에 음악을 크게 틀어놓는 것도 방법입니다. 조용한 가운데 생각이 점차 커져나가는 것을 방지할 수 있습니다. 걱정, 불안, 짜증 등의 부정적인 감정을 잠시 끊어내고 즐거운 음악이나 라디오 DJ들의 수다에 귀를 기울여 보는 것도 좋습니다. 영화나 드라마를 보면서 환기를 시키는 것도 도움이 됩니다.

중요한 것은 사고의 흐름을 잠시 끊는 것입니다. 부정적인 사고의 흐름은 눈덩이와 같아서 멈추지 않으면 점차 커지고 더 큰 스트레스로 나를 압박하기 마련입니다. 다른 일에 관심을 잠시 돌리는 행위를 통해 쓸데없는 잠념을 줄이고 깊은 사고의 바다에서 빠져나오는 효과를 얻을 수 있습니다.

규칙적인 생활을 하라

하루가 일과가 잘 짜여진 사람은 다른 생각을 할 틈이 비교적 적습니다. 계획을 해둔 일을 하나씩 완수해 나갈 때의 기쁨 또한 스트레스를 극복하는 방법이 될 수 있기 때문입니다. 스트레스를 줄이는 방법 중 마음의 안정을 찾는 것은 매우 중요한 포인트인데, 규칙적인 생활이 이러한 안정감을 찾는데 도움이 됩니다.

식사하는 시간이나 방법과 같은 소소한 일상에도 자신만의 작은 규칙을 만들고 그것을 지켜나가는 행위를 통해 마음의 안정감을 느껴보길 바랍니다.

밖에서 운동하라

땀을 흘리는 운동은 스트레스를 해소시키는데 꽤 즉각적인 효과를 발휘합니다. 스트레스가 극심할때는 요가나 명상보다는 좀 더 격렬한 운동을 하는 것이 더욱 효과적인데 되도록 외부에서 바깥 공기를 마시며 운동하는 것이 더욱 좋습니다.

동네를 한바퀴 뛰거나 가볍게 땀을 내면서 할 수 있는 운동이라면 무엇이든 상관없습니다. 친구나 가족과 함께 할 수 있는 베드민턴이나 탁구 등의 가벼운 운동도 스트레스를 해소하는 좋은 방법이 될 수 있습니다. 운동은 우리 몸을 건강하게 만들 뿐 아니라 스트레스를 극복하고 예방하는 삶의 좋은 동반자가 될 수 있습니다.

우선순위를 정하라

많은 일들이 한꺼번에 일어나거나 실타래처럼 엉켜서 어디서부터 풀어가야 할지 모를 때, 사람들은 혼란을 느끼고 스트레스를 받습니다. 심란한 마음에 멍하니 손을 놓게 되기도 하고, 답답한 마음이 겉잡을 수 없이 커져서 더 큰 스트레스를 유발하기도 하지요.

이럴때는 당장 내가 해결할 수 있는 일과 그렇지 않은 일을 나누어 해야 합니다. 그리고 할 수 있는 것부터 차근차근 해나가는 지혜가 필요합니다. 어차피 모든 일을 한꺼번에 해결할 수 있는 방법이란 존재하지 않습니다. 그러니 아무리 발을 동동 구르고 짜증을 내본다 한들 엉킨 일을 한꺼번에 풀 수 있는 방법은 없습니다.

안개가 가득한 길을 걸을 때도 1미터를 걸어가야 그 다음 1미터가 보이는 법입니다. 하나씩 내 능력이 닿는 것부터 해결해가다보면 어느새 복잡했던 실타래가 하나씩 풀리고 나를 힘들게 하던 상황들도 해결의 실마리가 보이게 될 것입니다.

몸과 마음을 연결하라

마음을 편안하게 만들면 육체도 편안해지고 이로 인해 다시 마음도 편안해지는 선순환을 경험하게 됩니다. 천천히, 깊게 숨을 들이쉬고 내쉬면서 명상을 하는 것은 마음을 편안하게 만드는 대표적인 훈련법 중 하나입니다. 명상하는 법을 잘 배워서 필요할 때마다 반복해 마음을 편안하게 해주면 스트레스를 이기는데 큰 도움이 될 것입니다.

마사지나 요가도 몸과 마음을 편안하게 연결하는 방법 중 하나입니다. 따뜻한 물에 아로마 오일을 뿌리고 반신욕을 하며 음악을 듣는 것도 몸을 릴렉스하게 만드는 것은 물론, 마음까지 편안하게 만드는 좋은 방법입니다.

봉사자가 되라

사람은 동질감을 통해 위로받는 경향이 있습니다. 나만 힘들거나 불행한 것이 아니라는 생각은 스스로의 상황을 비교적 더 잘 극복할 수 있는 힘을 주기 때문입니다. 봉사는 그런 의미에서 매우 좋은 스트레스 해소법이 될 수 있습니다.

나보다 힘든 사람 혹은 나와 비슷한 여건에 처한 다른 사람을 돕는 행위를 통해 스트레스에 대한 통제능력을 기를 수 있습니다. 또한 자신이 누군가에게 도움이 될 수 있는 존재라는 사실은 자존감을 높히는데도 큰 도움이 됩니다.

말로 내뱉어라

스트레스가 너무 심해서 소리를 치고 싶거나 말로 감정을 표출하고 싶은 강렬한 마음이 들 때는 참지말고 바로 내뱉는 편이 훨씬 좋습니다. 나의 말로 인해 상대방이 상처받으면 어떡하지, 나를 싫어하면 어떡하지 등의 고민은 잠시 접어두어도 좋습니다. 나의 고민이나 걱정만큼 타인은 나의 행동에 크게 반응하지 않기 때문입니다. 오히려 속으로 쌓아두고 삭히는 것이 더 나의 평판을 나쁘게 만들 수 있습니다.

하고싶은 말은 바로바로 하되, 격한 감정이 그대로 드러나지 않도록 잘 표현하는 방법을 터득한다면 쌓아두고 병을 만드는 일은 현저하게 줄어들게 될 것입니다.

적극적인 행동을 하는 사람들은 그러지 못하는 사람보다 스트레스나 주변 환경에 훨씬 질 대처하는 경향이 있습니다.

화내라, 합리적으로 화를 내라

참을 인(忍)자 세 개면 살인도 면한다는 말이 있습니다. 그러나 안 그래도 감정을 억누르고 살아온 화병 환자에게 이런 말은 없는 그저 '공자님 말씀'에 불과할 뿐이겠지요. 화병은 마음의 병입니다. 꾹꾹 눌러서 마음속에 담아놓고 참고 또 참다보면 그것이 쌓여 화병이 됩니다. 그러다가 몸의 건강까지 해치는 것이 화병인 것입니다. 어려움을 참고 견디다 보면 좋은 날이 온다는 말을 떠올리며 화를 눌러담는 분들이 많이 계시겠지만, 사실상 화를 참는 것은 결과적으로 우리의 몸과 마음에는 전혀 도움이 안 된다고 볼 수 있습니다. 술을 많이 마시고 난 다음 날 아침에는 북어국이나 콩나물국으로 속을 풀어 줘야 하루 종일 속쓰림을 면할 수 있습니다. 화도 마찬가지입니다. 바로 풀어주지 않으면 내내 고통을 겪게 될지도 모를 일입니다.

그렇다고해서 아무한테나, 아무데서나 화를 풀어야 한다는 얘기는 물론 아닙니다. 화풀이는 원인제공자에게 하는 게 맞지만, 막상 원인제공자 앞에서는 화를 내지 못해 꾹꾹 눌러 참다가 엉뚱한 사람에게 화풀이를 하는 일이 비일비재합니다.

회사에서 사장에게 야단맞은 간부는 부하 직원에게 화풀이를 하고, 화풀이를 낭한 부하는 그 화를 아내에게 풀어비립니다. 그러나 아내도 인간이라 그냥 참고 견디지는 않습니다. 자기 방에서 공부하는 아이에게 "성적이 이게 뭐냐. 누굴 닮아서 지지리도 공부를 못하냐."면서 화풀이를 합니다. 그러면 심통 난 아이는 반려견을 걷어차며 그 화를 풉니다. 사장과 이 집 반려견은 전혀 관계가 없지만, 자기 자신도 모르는 화풀이의 사슬로 엮어지게 되는 것입니다.

화라는 것은 한번 터지면 꼬리를 무는 묘한 특성이 있습니다. 한 가지에 화가 나면 주변의 모든 것들이 화를 돋웁니다. 화는 이상한 중독성이 있어 자꾸 내다 보면 습관이 되고, 그래서 더 큰 화를 낳습니다. 종국에는 자신의 건강마저 해치는 결과를 낳는 것이 화의 습성입니다.

화는 무조건 참으면 병이 되기 때문에 쌓아두지 말고 그때 그때 풀어줘야 하지만, 그 대상을 잘못 정하거나 방식에 문제가 있을 경우에는 더 큰 화의 원인이 되기도 합니다. 그렇다면 우리는 어떻게 화를 내야 하는걸까요?

그저 화가나는 감정을 바로 표현한다고 해서 화가 사라지거나 쌓이지 않는 것이 아닙니다. 잘못된 화의 표출은 결국 자신과 남들에게 파괴적인 모습으로 나타나기 때문입니다. 화는 매우 여러 가지 방식으로 표출할 수 있습니다. 중요한 점은 얼마나 합리적으로 화를 내느냐의 문제입니다. 화의 원인을 정확하게 알아내어 화를 직접적이고 합리적인 방법으로 표현하면 우리 자신과 상대방이 함께 성장할 수 있는 좋은 기회로 전환시킬 수 있습니다.

여기, 합리적으로 화를 내기 위한 일곱가지 지침이 있습니다. 이제부터 마음에 쌓인 화를 합리적으로 풀어내는 연습을 해보기 바랍니다.

첫째, 화를 인정하라.

자신이 화가 났음을 스스로 깨닫고 그것을 인정하려는 것이 시작입니다. 화가 나는데도 상대방의 기분을 먼저 생각하거나 관계가 안좋아질 것을 걱정하여 자신의 감정을 속이는 일이 없어야 합니다. 또한, 자신의 감정을 스스로 정확하게 인지해야만 정확히 화를 내야할 순간에 화를 낼 수 있습니다. 감정을 표현하는 일은 타이밍이 매우 중요하기 때문입니다. 어제 일을 가지고 오늘 화를 내면 상대방에게 그 의도가 잘 전달되지 않을 것입니다. 화가 나는 그 순간, 자신이 화가 났음을 빠르게 인정하고 자신을 화나게 만든 상대방에게 즉각 그 감정을 표현하는 것이 좋습니다. 사람의 감정이란, 시간이 흐르면서 왜곡되고 과장되기도 합니다. 그러면서 억울함이 점점 커지고 원망도 커지며, 과거의 일까지 끌어들이게 되는게 사람의 마음입니다. 본래의 감정보다 눈덩이처럼 더 커진 마음을 한꺼번에 폭팔시키는 것 만큼 최악의 경우는 없습니다. 감정을 과장하지 말고 딱 화나는 만큼만 즉각 화를 표현해야 합니다.

둘째, 대상을 확인하라.

화의 대상이 누구인지 정확히 알고 화를 내야 합니다. 위에서 사장님과 반려견의 예를 들었듯이, 많은 사람들이 실수하는 것이 엉뚱한 사람에게 화풀이를 한다는 것입니다. 나를 열받게 한 사람은 따로 있는데 다른 사람에게 화를 낸다고 해서 그 화가 사라지는 것이 아닙니다. 본래 원인이 된 사람에게는 한마디 못했으니 그저 속으로 부글부글 끓는 마음이 계속될 뿐입니다. 이유없이 화풀이의 대상이 된 사람은 또 나를 속으로 미워하고, 그렇게 부정적인 마음은 꼬리에 꼬리를 물고 계속됩니다.

물론, 화를 낼 수 있는 상대가 아니기 때문에 엉뚱한 사람에게 화풀이를 하게 된다는 것을 모르는 것이 아닙니다. 부하직원이 인사평가를 하고있는 직장 상사에게, 교수직을 기다리는 강사가 담당교수에게 화를 내는 일이 얼마나 어려운지 압니다. 그러나 적어도 내가 화가 난 이유가 정당하다면, 뼈가 섞인 한마디를 웃으며 전달하는 방법이라도 터득하길 바랍니다. 부당한 대우를 받고도 가만히 있으면 나는 그런 대접을 받아도 되는 사람이 되어버리고 맙니다. 나의 가치는 내가 정하는 것이고, 원인제공자에게 분명 잘못이 있을때는 소심한 복수라도 하는 편이 엉뚱한 사람에게 화를 내는 것보다 훨씬 낫습니다.

셋째, 순수한 동기를 가져라.

남에게 화내는 이유를 검토해 볼 필요가 있습니다. 이는 화내는 대상을 정확히 알고 엉뚱한 사람에게 화풀이를 하면 안되는 것과 같은 맥락이라고도 볼 수 있습니다. 원인제공자에게는 한마디 말도 못하면서 단순히 화풀이를 할 목적으로 여기 저기 화를 내고 다니는 것 만큼 어리석은 일은 없습니다. 내가 지금 화를 내는 것이 정당하고 순수한 것인지, 나를 화나게 한 사람에게 정확히 화를 내고 있는 것인지 살펴보기 바랍니다.

넷째, 화가 난 만큼만 화를 내라.

옷에 음료를 조금 튀었다거나 음식을 흘리는 등의 아주 작은 실수에도 불같이 화를 내는 사람들이 있습니다. 이처럼 화를 자주 내는 사람들을 보면 문제의 크기에 비해 지나치게 과장하여 화를 내는 경우가 많습니다. 식당 종업원이 거스름돈을 잘 못 거슬러주는 것만 봐도 불같이 속에서 화가 올라온다면 사실 그 화의 대상은 종업원이 아닐 경우가 매우 높습니다. 무엇때문인지 스스로 인지도 못할만큼 아주 오랜기간 동안 내 안에 쌓인 화가 나의 몸과 마음을 잠식하고, 아주 작은 일에도 나를 무시한다는 생각으로 이어져 화가 폭필할 수 있기 때문입니다. 화를 내야한 일에 화를 내기 바랍니다. 시시때때로 일어나는 사소한 일들에도 가슴속 깊이 불같은 화가 치밀어 올라올 경우, 진짜 나를 화가 나게 하는 진짜 원인은 따로 있을 가능성이 높습니다. 스스로의 힘으로 이것이 조절되지 않을때는 화병이 아닌지 의심하고 치료를 받는 것이 현명한 길입니다.

다섯째, 과거에 집착하지 마라.

직접 관련 있는 문제는 지금 당면한 것 뿐입니다. 그래서 화를 내는 타이밍이 중요합니다. 그 자리에서 화를 내지 못하면 마음속에 담아두고 미움과 원망을 키워가게 됩니다. 부정적인 감정은 확

산력이 크기 때문에 과거의 일까지 끄집어내어 문제의 핵심을 흐리며 화를 더 키우게 되게 마련입니다. 과거에 나를 섭섭하게 했던 일, 과거에 나를 힘들게 했던 일, 등 이번 일과 비슷한 감정을 느꼈던 지난 일까지 전부 묶어서 화를 내면 상대방에게 정확한 나의 의사를 전달하기 어렵습니다. 그것은 오해를 불러일으키고 문제를 더 복잡하게 만들 뿐입니다.

여섯째, 실질적인 문제를 논하라.

우리는 화의 진짜 원인을 자백하기 난처할 때, 부차적인 문제를 원인인 양 말할 때가 있습니다. 그러나 사실 화가 난 이유는 따로 있는데도 말이지요. 진짜 화가 난 이유가 너무 유치하게 느껴지거나, 실제 그 이유를 말했을때 상대방의 반응이 걱정되어서 다른 이유를 거짓말로 둘러대기도 합니다. 그러나 감정이란 매우 솔직한 것이여서 그 원인과 표출된 감정의 크기가 비등하지 않으면 상대방은 계속 의문을 가질 수 밖에 없습니다. 서로 찜찜한 마음으로 대화는 계속 겉돌게 되겠지요.

진짜 원인을 밝히는 것이 난처한 상황이거나 문제가 있을때는, 잠시 시간이 흐른 후에라도 솔직하게 이야기를 하는 것이 좋습니다. 말이란 참 신기한 것이어서 내뱉고 나면 머릿속에서 사라지게 되는 일이 많습니다. 표현하지 못하면 내내 맴돌며 나를 불편하게 하지만 솔직하게 표현하는 순간, 눈녹듯 감정이 사라지고 문제는 보다 수월하게 해결될 것입니다. 노력할 여지가 있는 원인제공자라면, 적어도 내가 화가 난 이유를 정확히 알아야 다음부터 같은 실수를 하지 않을 수 있습니다.

일곱째, 화를 긍정적으로 표현하라.

화를 긍정적으로 표현한다는 것은 원래의 의도를 정확하게 전달하는 것을 말합니다. 위에 여섯가지를 지키면서 화를 표현한다면 화로 인해 나의 삶이 무너지는 일을 막을 수 있습니다. 화를 내는 것은 사연스러운 감정입니다. 그 지연스러운 감정을 자연스럽게 표현하기 위해 합리적이라는 표현을 빌어 방법을 고심해보는 것 뿐이지요.

화는 그 자체로 이미 부정적인 감정이기에 상대방에게 의사를 정확하게 전달하기 위해 지나친 부정적 표현을 삼가는 노력도 필요합니다. 상대방에게 인신공격을 하거나 상대방의 과거, 사적인 문제 등을 끌여들여 감정을 상하게 하는 일은 매우 지양해야할 방식입니다.

가장 중요한 것은 상대방을 깎아내리지 않고 싸우는 것입니다. 우리는 모두 관계속에 살아가고 그 관계가 소중하고 중요하기 때문에 이런 문제로 고민하고 있습니다. 비록 지금은 화가나고 서운

하지만, 나를 화나게 한 사람과 내가 서로에게 가치있는 사람들이라는 것을 항상 기억하기 바랍니다.

화를 내는데도
연습이 필요하다

의사의 전달에도 연습이 필요하듯 화도 건강한 방법으로 표현하려면 끊임없는 연습이 필요합니다. 만일 우리가 배우자나 다른 가족, 이웃 또는 동료에게 화가 난다면 그 사람을 직접 만나서 가능하면 조심스럽고 부드럽게 감정을 표현하는 것이 좋습니다. 화내는 것을 겁내지 말고, 성장을 위한 기회로 생각한다면 이 모든 과정이 한결 편안해질 것입니다.

결국은 대화가 많은 것을 해결합니다. 그리고 화병 환자에게 대화의 연습은 필수입니다. 평소에 자기감정을 진솔하게 표현하는 연습을 해야 화를 건강하게 표출할 수 있기 때문입니다. 우리가 살면서 욕망하는 것들 중에는 현실적으로 이루어지기 어렵거나 자기 통제 밖에 있는 것들이 반드시 있기 마련입니다. 마음처럼 되지 않는 상황을 원망하고 속상해만 한다고 해결될 일이 아니기에 타협과 만족의 지혜가 필요합니다.

『동의보감』에서도 "마음속의 모든 의심이나 걱정, 생각, 모든 망념, 모든 불평을 풀라. 세상만사 모두 공허요, 종일 이루어 놓았다는 것도 모두 망상이요, 내 몸도 알고 보면 모두 헛된 환영이요, 화와 복 모두 본시 없는 것이요, 생과 사 모두 일몽이다."라고 했습니다. 원망하고 한을 품는다고 해서 해결되는 일은 아무것도 없다는 의미입니다.

또한 『동의보감』에 이르기를 "한번 깨닫고 나서 이를 알면 마음이 자연히 청정해져 질병도 낫게 된다. 이렇게 되면 약이 입에 이르지 않았는데 병은 이미 잊은 것이 되니 참된 이가 도에 가깝게 함이 이런 것이다."라고 했습니다. 진인(眞人)의 도(道)를 따르는 것만이 화병을 이겨내는 참된 길입니다.

화(火),
다스리며 살자

선거, 대학입시, 일자리를 얻기 위해 직장문을 두드리는 사람들의 어깨는 움츠러들어 있지만 경기가 나아지리라는 희망의 지표는 좀체 보이지 않습니다. 승부수를 던져서 웃는 사람도 있지만 좌절한 사람들은 "세상일이 도무지 뜻대로 되는 게 없다."며 화를 끓입니다. 베트남의 틱낫한 스님은 "화는 우리를 피 토하게 하고 죽게할 수 있다."고 우리를 달랩니다. 또 공자는 "화 내지 않는 사람에게는 발전도 없으며", "군자는 크게 노한다."고 화내는 것을 부추기는 듯한 말을 하기도 했습니다. 밖으로 터뜨리든, 속으로 참고 삭이든 화(火)는 나를 태우고, 너를 태우고, 우리 모두를 태웁니다. 참을 수도 터뜨릴 수도 없는 화, 대체 어떻게 다스려야 할까요.

화를 내면 치명타를 입는 심장과 근육

우리 몸은 화가 나면 달라집니다. 화의 생리적 표현은 몸 전체 근육의 긴장입니다. 교감신경의 흥분으로 동공이 확대되고 얼굴 표정은 딱딱하게 굳으며 호흡은 얕아지고 빨라집니다. 근육이 긴장하는 것은 원시 인류 출현 이래의 공통적으로 나타나는 분노에 대한 반응입니다. 자신에게 위해를 가하는 대상과 싸우거나 도망치거나 둘 중 하나를 선택해야 하는 상황이라고 판단해서 혈액이 근육으로 몰리는 것입니다. 근육으로 피가 몰리면 내장 기능은 저하하며 소화도 잘 안되게 됩니다.

화에 가장 치명적인 내장기관은 심장입니다. 한 연구 결과에 의하면 화병이 생기면 심장 기능에 이상이 생길 가능성이 높아진다고 합니다. 극심한 스트레스를 받은 환자들은 대개 심장동맥에 이상이 없음에도 불구하고 급성 심근경색증과 비슷한 심장기능 저하, 가슴통증 등을 호소하기도 합니다.

학자들 사이에서도 화와 심장질환, 고혈압과의 관계에 대해서

"터뜨리는 것이 낫다.", "그래도 삭이는 것이 덜 위험하다."는 식으로 의견이 엇갈립니다. 1998년 미국 미시간대학(앤아버)에서 핀란드 출신의 중년남성 537명을 대상으로 4년간 추적 조사한 결과를 발표했는데, 흥미롭게도 그 결과는 '양쪽이 똑같이 위험하다.'는 것이었습니다. 조사 시작 시점에는 모두 정상혈압이었지만 4년 후 104명이 고혈압으로 진행되었습니다. 술, 담배를 좋아하는지, 부모에게 고혈압 병력이 있었는지 여부를 따져보았지만, 다른 요인보다는 화를 터뜨리거나(Anger-out) 끙끙거리며 속으로 삭이는(Anger-in) 것이 고혈압과 더 밀접한 관련이 있음을 발견했습니다. 양쪽 모두 화를 내거나 삭이는 지수가 1씩 올라갈 때미다 고혈압 발병 가능성이 12%씩 커졌습니다. 이는 화를 조절할 줄 아는(anger-controlled) 사람들의 2배에 달하는 수치였습니다.

화가 나면 소화기능은 저하하는데도 불구하고 식욕은 왕성해지는 경우가 있습니다. 분노의 신체적 반응으로 코티졸이라는 호르몬 분비량이 늘어나기 때문입니다. 코티졸은 흡수한 지방을 복부쪽에 축적하도록 유도하는 경향마저 있습니다. '화나면 먹어서 푸는' 사람들이 치러야 할 대가는 생각보다 클 수 있습니다.

화가 났을 때 가장 두드러지는 신체 반응은 근육의 긴장입니다. 그 때문에 근육을 이완하는 것이 화병을 완화하는 최선의 '비상대책'입니다. 원시인들은 필사적으로 도망가거나 자신을 위협한 존재와 소리 지르며 싸움으로써 긴장한 근육을 썼습니다. 그러나 현대인들은 근육긴장을 풀지 못한 채 사무실 의자에 앉아 이성으로 화를 억누르다 보니 뒷목이 뻣뻣해지고, 가슴이 답답해집니다.

스트레스는 작게 나누어 분산시켜라

장기적인 관점에서 화(스트레스)를 분산할 필요가 있습니다. 동일한 스트레스가 반복되는 것을 가장 조심해야 합니다. 집에서 아이와 씨름하느라 스트레스가 쌓인 주부가 자신만의 시간을 갖기 위해 영어학원에 다닌다고 가정해보겠습니다. 학원에서 수업 따라가는 게 힘들어 또 스트레스가 쌓이겠지만, 하루 종일 아이하고만 씨름만 하는 것보다는 낫습니다. 이는 분명히 다른 종류의 스트레스이기 때문입니다.

취미생활을 선택하는 데 있어서도 동일한 패턴과 수준을 반복하는 것은 피해야 합니다. 마라톤이든 골프든 학습을 통해 스스로가 조금씩 발전하고 있다고 느낄 수 있는 것이 스트레스 해소에 더 효과적이기 때문입니다.

근육이완을 위해 땀을 흘리는 것은 스트레스에 매우 좋은 방법입니다. 산책, 달리기, 샤워, 목욕 등이 손쉬운 긴장해소법이라고 할 수 있습니다. 시간이 허락한다면 잠시 일상에서 벗어날 수 있는 여행만한 것도 없습니다.

멈추고 생각하고 선택하라

화가 난 상태에서는 '일단 하던 것을 멈추라.'고 조언합니다. 안팎으로부터 끊임없이 자극과 도전을 받는 CEO의 예를 들어보겠습니다. 화가 날 때 어떤 반응을 보이느냐에 따라 경영인으로서의 자질을 평가받기도 합니다. 무작정 화를 내는 것보다는 화를 컨트롤하는 모습을 보이는 것이 진짜 카리스마라고 많은 사람들이 생각하기 때문입니다. 물론 불끈 치미는 화를 조절한다는 것은 말처럼 쉬운 일이 아닙니다.

이럴 때 유용한 기법이 이른바 'S(Stop)·T(Think)·C(Choose)'입니다. 멈추고, 생각하고 선택하는 것입니다. 화가 치밀어 오르면 잠깐 동안이라도 모든 행동과 생각을 멈추기 바랍니다. 어느정도 시간이 흐른 뒤에 충분히 생각하고 선택해도 결코 늦지 않습니다.

화가 난 사람을 이를때 '눈에 뵈는게 없다'라는 말을 사용합니다. 이는 꽤나 의학적인 얘기로, 화가 나면 사고능력을 관장하는 대뇌피질의 기능이 현저히 떨어지기 때문에 실제로 통제력을 잃게 됩니다. 화를 내는 사람은 스스로 분노의 이유를 알고 있다고 생각하지만 그건 착각일 뿐입니다. 화난 순간에는 그 이유를 이성적으로 규명하기 어렵습니다. 만약, 엉뚱하게 내가 누군가의 화풀이 대상이 되었다 하더라도 화가 난 사람에게 바로 그 이유를 묻는 것은 어리석은 일입니다. 이미 화가 나 있는 사람은 자신의 말과 생각을 이성화할 수 있는 능력을 순간적으로 잃기 때문입니다.

그러나 화는 감정입니다. 감정은 오래 지속되지 않습니다. 잠깐 그 순간을 멈추는 작은 노력만으로 극한의 순간은 넘길 수 있습니다. 잠시 나가서 산책을 하거나 바람을 좀 쐬고 오는 것도 방법입니다. 그 순간을 넘기면 생각할 수 있는 여유가 생깁니다. 자기 내부의 화를 들여다볼 수 있는 시간은 이때부터입니다. 스스로 왜 화가 났는지, 진짜 이유가 무엇인지를 찬찬히 생각해보고 그 이유가 합당했는지를 스스로에게 물어보기 바랍니다.

화를 적절히 다스리는 방법은 멀리 있지 않습니다. 자신의 몸과 마음의 특성을 이해하고 한발 떨어져 나의 감정을 객관적으로 바라보려는 노력만으로도 큰 도움이 될 것입니다.

두 남자
이야기

30대 중반의 회사원 A씨는 자존심이 강하고 남에게 실수 보이기 싫어하는, 한마디로 깔끔한 성격의 소유자였습니다. 사소한 일에도 스트레스 받고 또 그것을 쉽게 털어 버리지 못하고 속으로 곱씹는 스타일이었지요. 어느 날 A씨가 자신의 차를 몰고 출근할 때 겪었던 일입니다. 좌회전 차선에 들어서니 직진하려는 차들이 앞에 여러 대 서 있는 바람에 신호가 바뀌기 직전이었습니다. 늘 다니는 길이고 전에도 여러 차례 했던 방법으로 황색선을 넘어 불법으로 좌회전을 하려는데, 그날따라 반대편 차선의 마주 오던 차와 마주

첬습니다. 좌회전도 못하고 다시 본래 차선으로 끼어들지도 못하고 순간 당황스러웠으나 뾰족한 수도 없어서 그냥 서 있을 수밖에 없었습니다. 마주 오던 차들은 경적을 울리고 밀리고 하면서 하나 둘 비켜 가는데 한 운전자가 지나가다 말고 창문을 열더니 '야, 이 ×××야. 너 때문에 막히잖아. 운전 똑바로 해 ××야!'라며 욕설을 하며 지나갔습니다.

잘못은 분명 A씨에게 있었습니다. 그러나 아침부터 나이도 어려 보이는 사람에게 욕설까지 듣게 됐다고 생각하니, 겨우 좌회전해 직장에까지 오는 동안 A씨의 머릿속에는 아까 들었던 욕설만 계속 맴돌뿐이었습니다. 잘못이 있든 없든 자존심이 무척 상한 A씨는 속이 부글부글 끓었습니다.

'내가 왜 그런 욕을 들어야 해?'

'운전대만 잡으면 모두 무식해지는가?'

'언제 어디서 또 무슨 봉변을 당할지도 모르는데, 운전을 계속하고 다녀야 하나?'

겨우 직장에 도착했지만 A씨는 머릿속이 계속 멍하고, 일도 손에 잡히지 않고, 가슴이 답답하기만 했습니다. 여느 사람 같으면 별 것 아닌 것으로 그냥 넘어갈 수도 있으련만, A씨는 마음을 진정할 수가 없었습니다. 자신이 잘못해서 당한 것이니 당연하다고 스스로를 달래도 보았지만 그것도 잠시였습니다.

잠시 후 직장동료와 이야기 도중 출근길에서 겪었던 것을 말하게 됐습니다. 우스운 꼴을 당해 혼자서 창피해서 혼났다며 같이 웃어버렸습니다. 또 다른 동료와 같은 이야기하면서 웃어버렸고, 서너 차례 하다 보니 마음이 한결 가벼워짐을 느낄 수 있었습니다.

의도적인 것은 아니었지만 우연히 몇 번 아침의 일에 대해 이야기를 하다 보니 어느샌가 슬며시 맺혔던 것이 풀리는 것이었습니다. 퇴근 무렵에는 그저 일상의 작은 에피소드로 간주해 버릴만큼 아무렇지도 않아진 자신을 느낄 수 있었습니다.

화를 다스리는데 대화처럼 좋은 방법은 없습니다. 화의 대상을 찾기 힘들거나 마주치기 힘든 상황일때는 다른 사람과 그 이야기를 계속 나누기 바랍니다. 기분 나쁜 일들을 가슴에 담고 속으로만 생각하고 끙끙댈 것이 아니라 적절히 표현하고 내뱉는다면 뭉쳐서 화가 될 일이 현저하게 줄어들 것입니다.

다음은 대학을 졸업하고 취직이 확정된 B씨의 이야기입니다. 며칠 후면 출근을 해야 하는 B씨에게는 한 가지 걱정거리가 있었습니다. 워낙에 급하고 불같은 자신의 성격을 누구보다도 잘 아는 터이라 고민에 빠진 것입니다. 여차하면 화를 버럭 내고, 앞뒤 안 가리고 직설적으로 말은 내뱉는 것은 물론, 고하를 막론하고 마음에 들지 않으면 소리부터 치는 성격으로, 앞으로 어떻게 직장생활을 해 나갈지 걱정이 태산이었습니다.

고민 끝에 B씨는 나름대로 한 가지 방법을 생각해 실천하기로 했습니다. 매일 출근하면서 꽃을 한 송이씩 사서 작은 꽃병에 담아 두기로 한 것입니다. 매일 아침 B씨는 자신의 책상 위에 놓인 꽃 한 송이를 잠시 바라본 후에 일과를 시작했습니다. 또 스트레스를 받거나 감정이 복받쳐 오를 때에는 감정표출이나 행동에 앞서 그 꽃을 먼저 바라보며 마음을 가다듬곤 했습니다. 이러기를 몇 개월 동안 하다 보니 화가 나는 일이 생겨도 한 번 여과해 표현할 수 있게 되었고, 감정의 조절이 훨씬 수월하게 이루어지기 시작했습니다. 스스로 감정을 다스릴 수 있게 되자, 그의 능력은 더욱 빛을 발했고 직장내에서 인정받는 유능한 직원으로 성장해갈 수 있었습니다.

꽃의 이미지를 잘 활용한 자기조절방법의 한 예입니다. 꽃은 부드럽고, 아름답고, 조용하고, 여성스러운 상징적 의미가 있습니다. 자신의 성질에 못 이겨 감정에 따라 즉각적으로 표출하기에 앞서 이런 식의 이미지를 연상시켜 감정을 조절했다는 것은 전문가의 입장에서도 무릎을 탁 칠만큼 현명한 방법이 아니었나 생각합니다. 비슷한 방법으로 사랑하는 연인의 사진이나 자녀의 사진을 책상에 두고 화가 나는 일이 있을때마다 보면서 감정을 다스리는 사람이 많습니다. 단순히 참고 쌓아두는 것과 감정을 다스리는 것은 분명 큰 차이가 있습니다. 나의 감정은 나의 것이고, 그것을 컨트롤

하며 현명하게 표출하는 방법은 너무나 다양합니다.

아무것도 안하고 앉아서 뉴스만 보아도 화나는 일이 들끓는 세상입니다. 직장을 다니고 아이를 키우고 사회생활을 하는 동안, 부글부글 끓는 가슴을 달래지 못해 전전긍긍하는 사람들이 어찌 위에 소개한 두 남자뿐일까요. 불합리한 세상 탓, 남들에게 말 못할 속사정 탓도 좋지만, 다시한번 마음을 가다듬고 자신을 살펴보길 바랍니다. 가슴에 맺힌 응어리를 풀 수 있는 배출구를 찾지 못해 '분노의 역류'를 앓는 화병 환자가 되어가고 있지는 않은지 스스로를 돌아봐야할 때입니다.

화병은 죽을 병은 아니지만 죽을 병의 시작점이 될 수는 있습니다. 그만큼 몸과 마음을 상하게 할 수 있는 것이 화병의 위력이기 때문입니다. 마음속 불기둥을 스스로 보살피고 다스릴 방도는 없는 것일까요. 그것은 진정 세속을 초월한 도인들에게만 가능한 일일까요. 아닙니다. 자기 스스로 화병을 없애겠다는 마음과 꾸준한 노력만 있다면 누구나 화병을 다스릴 수 있습니다.

끓어오르는 감정을 폭발하기 전에 한번쯤 자기와의 속삭임, 즉 '내적 대화'를 시도해 보기 바랍니다. 화를 발산하기 전에, '관심을 지속할 만큼 중요한 일인가?', '내 자신이 정당한가?', '내 주장을 표현하는 방식은 효과적인가?'등 3단계로 자문자답을 해보는 것도 도움이 될 것입니다. 세 가지 질문에 대한 답이 모두 확신이 선 뒤에 억눌린 감정을 표출해도 늦지 않습니다. 잠시 생각을 중단하고 관심을 딴 데로 돌리거나, 남의 입장에서 생각해 보는 것도 좋은 방법입니다.

화병을 도박이나 술, 외도 같은 순간적이고 자극적인 쾌감으로 풀려는 시도는 절대 금물입니다. 그것은 오히려 화를 더욱 쌓이게 할 뿐입니다. 음악이나 춤, 그림그리기 등 나 자신이 무언가를 할 때 가장 편안한지 생각해보고 한가지 취미에 꾸준히 시간과 노력을 투자해보기 바랍니다. 어느샌가 즐기고 있는 자신을 발견할지 모를 일입니다. 참 좋은 취미를 가졌다는 주변의 반응까지 얻을 수 있다면 당신의 만족감과 자긍심은 더욱 높아질 것입니다.

화(火)에 대한 네 가지 금언

① 화의 뿌리에는 내 마음대로 되지 않았다는 불만이 있다. 100%를 바라는 것이다. 세상의 모든 일은 일어나거나 일어나지 않을 50%의 확률을 갖고 있을 뿐이라는 점을 잊지 말도록 하자.

② 상대가 기분 나쁘지 않게 거절하는 기술을 익혀 두어야 한다. 미숙한 자기주장은 화내는 것으로 표현되며, 상대마저 화나게 한다. _이시형 교수

③ 화를 내는 사람에게 필요한 도움은 '경청'이다. 성직자라 할지라도 들어줄 뿐이지 길을 알려줄 수 있는 것은 아니다. 문제에 빠진 사람 스스로 마음껏 이야기하면서 깨닫지 못했던 이런저런 점들을 발견하고 답을 얻도록 기다려 주는 것이다. _두봉 주교

④ 화를 자각한다는 것은 그것의 실체를 끌어안는 것이다. 맞서 싸우거나 억누르는 게 아니다. 자각은 말하자면 우는 아기를 품에 안아서 달래는 어머니와도 같다. 우리 마음속의 화는 우리의 아기다. 보살펴야 할 자식이다. _틱낫한 스님

제5장

화를
다스리는
정심방요법

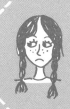

우리 몸의 엔진,
심장

우리가 알고 있는 심장의 기능은 신체의 모든 장기에 피를 순환시킨다는 것입니다. 심장이 멈추면 혈액의 순환이 멈추고 이는 신체의 모든 장기로의 에너지 전달을 끊어버려 결국 죽음에 이르게 됩니다. 그런데 또 하나 심장의 중요한 기능이 있습니다. 바로 자율신경계와 밀접한 연관이 있어 정신활동에 영향을 미친다는 사실입니다.

예부터 한의학에서는 이러한 심장을 에너지의 근원이자 정신활동을 주관하는 장기로 여겨왔습니다. 일반적으로 우울증, 강박증,

공황장애를 비롯한 마음의 병이나 특정 원인이 없이 나타나는 신체적 통증들을 뇌의 문제로 생각하기 쉽습니다. 그러나 이 모든 증상의 원인을 찾으려면 우리의 감정을 주관하는 자율신경과 가장 밀접한 연관이 있는 심장에서부터 출발해야 합니다. 우리 몸의 군주이자 엔진의 역할을 하는 심장이 스트레스로 인해 과열되거나 허약해지면 우리 몸과 마음에는 갖가지 이상 현상들이 나타날 수밖에 없기 때문입니다.

『동의보감』에서는 심장을 감정, 정서, 기억과 같은 정신활동을 주관하는 역할을 신(神)이 하며, 심장이 신(神)이 머무는 곳이라고 했습니다. 신장이 곧 우리 몸의 군주이며 기쁨, 성냄, 슬픔, 생각, 불안, 공포의 정서를 거느린다는 의미입니다. 심장기능의 이상은 크게 두 가지로 나타납니다.

첫째, 심장이 허약해지는 '심허증'입니다.

심장의 기능이 약해져 사소한 일에도 우울감을 쉽게 느끼고 매사에 의욕이 없어지며 쉽게 지치거나 자신감을 잃어버리는 상태를 '심허증'이라고 합니다. 심장을 보하는 약초들과 사암침법의 심장 정격을 지침하는 치료를 통해 심장의 기능을 바로잡아 '심허증'을 치료합니다.

둘째, 심장이 과열되는 '심열증'입니다.

과도한 스트레스가 오랫동안 지속되면 울화가 쌓여 얼굴과 가슴으로 열이 치밀어 오르게 되면 억울하고 분한 감정을 삭이지 못하고 잠도 못 이루게 되는데 이것을 '심열증'이라고 합니다. 과열된 심장을 식혀주는 약초와 사암침법의 심장한격을 통해 심장의 열을 내리는 치료를 합니다.

심장과 신경정신질환의 관계는 심장박동이 자율신경계에 미치는 영향을 살펴보면 쉽게 설명이 가능합니다. 자율신경계는 말 그대로 스스로 작용하는 신경계를 말합니다. 우리 몸의 장기나 혈액, 체온 등을 스스로 조절하면서 인체 내부의 안정성을 유지시켜주며 외부위험이나 환경의 변화로부터 스스로 방어해 생존을 돕는 매우 중요한 역할을 합니다. 우리 몸의 에너지전달과 신체활동을 촉진하는 것은 물론 감정의 조절까지 담당하고 있습니다. 자율신경계는 감정을 조율하는 교감신경과 부교감신경으로 나뉘는데, 이 두 신경은 외부의 자극에 반대로 반응하면서 심장박동을 촉진 또는 억제합니다.

예를 들어, 외부의 극심한 스트레스로 인해 교감신경은 촉진되고 부교감신경의 활동이 억제되면 심장박동이 점차 빨라져 심장이 과열되기에 이릅니다. 반대로 부교감신경이 촉진되고 교감신경이 억제되면 심장박동이 느려지고 각 장기로의 원활한 에너지 전달에 차질이 생겨 신체활동이 저하하고 침체하는 현상을 겪습니다. 즉, 교감신경의 촉진은 심장을 과열시켜 화병, 공황장애와 같은 증상을 초래하고 부교감신경의 촉진은 심장의 에너지전달 능력을 저하시켜 이유 없는 통증의 원인이 되는 것입니다.

교감신경이 부교감신경보다 살짝 높은 상태, 이것이 완벽한 자율신경계의 균형상태입니다. 심장을 다스리는 것은 결국 자율신경계를 이와 같은 안정된 상태로 되돌리는 것과 같습니다.

심장을 다스리는
정심방요법

과열된 심장은 편안하게 안정시켜야 하고 허약한 심장에는 충전이 필요합니다. 심장의 상태에 따라 적용할 수 있는 정심방요법의 치료원리는 다음과 같습니다.

심장조절기능을 회복하는 안심(安心)

안심에는 두 가지 기능이 있습니다. 첫 번째는 심장에 에너지를 보충하는 영양제의 기능입니다. 불안하고 예민하거나 마음이 불편하며 늘 과로와 스트레스, 힘겨운 상황들을 직면하는 현대인의 심장은 늘 지쳐있거나 허약해져 있습니다. 안심은 지친 심장에 보약이나 영양제를 먹인 것처럼 활기찬 에너지를 보충하고 혈액순환과 마음의 순환을 돕는 기능을 합니다.

안심의 두 번째 기능은 오래된 정신질환의 회복을 돕는 것입니다. 오랜 기간 입원과 퇴원을 반복했거나 장기간의 양약 복용으로 인한 부작용이 심해 몸과 마음이 지쳤을 때 심장에 보혈, 보음의 작용을 도와 원활한 심장기능을 되찾아줌으로써 몸과 마음의 컨디션을 상승시키는 효과가 있습니다.

안심으로 구성하는 약재는 용안육, 백복신, 원지, 석창포, 연자육, 산조인, 자단향, 백단향 등으로 기혈을 보하고 면역력 증강, 컨디션회복, 혈액순환 등을 돕습니다.

허약한 심장을 충전하는 보심(保心)

보심은 말 그대로 심장을 보하는 역할을 합니다. 자동차의 휘발유가 부족하면 마음대로 움직이기가 두렵고 멀리 가기도 힘듭니다. 중간에 멈추면 어떡하지? 하는 불안감이 늘 존재하기 때문입니다. 이러한 불안함을 해결하고 에너지를 주기 위해 자동차에 휘발유를 충전하듯이 심장에 에너지를 보하는 것이 바로 '보심'입니다. 우울증, 불면증, 강박증, 불안장애, 기억력 저하, 의욕상실, 대인기피 등 극심한 스트레스와 과로, 힘겨운 상황의 연속으로 인해 심장이 허해지는 '심허증'에 적합한 처방으로 인삼, 황기, 대조, 당귀, 산약, 산수유, 구기자 등의 심장을 보하는 약초들로 구성합니다. 심장의 기운을 북돋워 몸의 기력을 높이고 마음에 평온을 주는 처방입니다.

과열된 심장을 안정시키는 청심(淸心)

화병, 분노증후군, 감정기복, 짜증, 조증, 망상, 환청, 환시, 이유 없는 통증, 급성불면 등은 현실의 스트레스로 인해 심장이 과열됐을 때 나타나는 증상입니다. 초조해지고 감정의 기복이 심해지며 쉽게 화를 내는 등 마음의 병을 넘어 사회성에 문제가 되는 경우가 많습니다. 청심은 과열된 심장에 냉각수를 보충해 심장의 과열을 막고 기능을 원활하게 유지하는 기능을 합니다. 심장을 안정시키는 것은 물론, 초조하고 짜증으로 가득 찼던 복잡한 머릿속을 맑게 해주어 학업이나 직무 스트레스가 심한 청소년과 수험생, 회사원들의 효율성을 높이고 긴장을 완화하는데도 도움이 됩니다. 청심을 구성하는 약재는 시호, 치자, 석고, 황연, 황금, 목향 등심 등으로 심장의 화를 내리고 안정시키는 효능이 있습니다.

　화병치료는 우선 청심(淸心)으로 과열된 심장의 급한 불을 진화한 후, 보심(保心)으로 지치고 힘든 몸과 마음을 함께 보하는 치료를 병행하면 그 효과가 매우 안정적으로 나타납니다. 청심과 보심으로 인해 정상화된 심장의 상태를 안심(安心)으로 지속적으로 유지시켜주는 것 또한 중요합니다. 정심방요법은 이처럼 심장의 조절기능을 회복시켜 화병치료에 탁월한 효과를 보이고 있습니다. 자율신경계를 안정시키는 근본적인 치료이기 때문에 감정조율기능을 회복하고 자가치유력을 높일 수 있습니다.

　심신이 안정되면 똑같은 스트레스 상황에서도 대처할 수 있는 힘이 커지게 마련입니다. 이를 스트레스저항력이라고 합니다. 세상을 살아가면서 스트레스 자체를 받지 않을 도리는 없지 않습니까. 건강한 몸과 마음을 회복해 스트레스저항력을 키우는 것만이 근본적인 해결책인 셈입니다.

화병과
사상체질

40대 후반의 한 남성의 이야기를 들어봅시다. 그는 부인의 손에 이끌려 한 한의원을 찾아왔습니다. 중소기업의 간부였던 그는 사장과의 트러블로 인해 사표를 내고는 화가 나서 술을 마시다 허리를 다쳤습니다. 그 후 다리가 무겁고 힘이 없는 데다가 기억력과 집중력이 현저히 떨어졌다고 합니다. 그러나 무엇보다 견디기 힘들었던 것은 바로 요통이었습니다.

환자는 전형적인 태음인 체질로서 선이 굵고 무게 있게 보이는 인상의 소유자였습니다. 태음인 체질은 근육과 뼈의 발육도 좋고 말이 적은 것이 특징입니다. 진찰 결과, 손발이 매우 차가운 반면 가슴과 얼굴 쪽에 열이 가득 차 있고 스트레스지수도 상당히 높았습니다. 우선 과열된 심장을 가라앉히고 상부의 열감을 내릴 수 있는 '청심'을 처방하고 경과를 보면서 '보심'치료를 통해 몸과 마음의 회복을 함께 도모했습니다.

침치료를 병행하면서, 환자에게 체질에 맞는 운동을 해 보도록 권했습니다. 결과는 좋았습니다. 얼마 안 있어 환자는 건강을 완전히 회복하고, 다른 회사의 임원으로 들어가 정력적으로 일하게 되었으니까요. 병을 물리치는 것은 의사의 몫이지만 건강을 지키고 유지하는 것은 환자가 해야 할 일입니다. 환자 자신이 병을 이겨내기 위해 애써야 하며, 일상생활에서 꾸준히 좋은 식습관과 운동을 병행해야만 치료효과도 배가 된다는 이야기입니다.

화병은 유전적 요인과 더불어 개인적 성향이 강한 질환입니다. 그래서 화병의 치료에 사상의학을 적용해 효과를 보는 경우도 있습니다. 임상에 따르면 화병은 소음인과 소양인에게서 많이 나타납니다. 예를 들면 마거릿 미첼의 소설 〈바람과 함께 사라지다〉의 멜라니 같은 여성이 소음인이고, 스칼렛 같은 여성이 소양인이라고 할 수 있습니다. 열이 많고 성격이 급해 화가 나면 물불을 가리지 않는 성격의 소양인은 쉽게 화를 내면서도 시간이 지나면 바로 풀 수 있는 성격입니다. 몇 번의 치료로 증상이 쉽게 가벼워지긴 하지만 재발하기도 쉽습니다. 소양인의 화병에는 차가운 성질을 지녀 화를 내리고 정신을 안정시켜 주는 약재를 사용합니다. 열을 내려주고 마음을 진정시키는 작용이 있는 굴 껍질을 잘 씻어 말렸다가 가루로 내어 복용해도 좋습니다.

태음인은 땀을 잘 흘리면서 참는 성격이 강합니다. 꿍하는 성격으로 마음속에 있는 감정을 한 번에 풀어 버리지 않고 두고두고 말을 하는 경향을 보입니다. 태음인의 화병에는 심화를 내려 정신을 안정시키는 연밥(연실)을 딱딱한 껍질을 벗긴 후 죽을 끓여 먹거나 차로 마시면 도움이 됩니다.

몸이 차면서 세심하고 꼼꼼한 성격의 소음인은 스트레스에 매우 민감해 감정이 쉽게 상하고, 이를 잘 풀지 못해 스트레스가 지속되는 경우가 많습니다. 소음인의 화병은 기분이 울체해 오기 때문에 이를 풀어주는 향부자를 달여 수시로 마시면 가장 좋습니다. 오래 묵힌 귤껍질로 대신해도 되지만 비교적 효과는 떨어집니다.

성격적인 요인도 큽니다. 화병은 지나치게 완벽함을 추구하는 꼼꼼한 사람, 고집이 센 사람 등에게 흔히 나타나는 병입니다. 화병에 걸린 사람들은 대개 늘 불안하고 초조하며 가슴이 두근거리고, 가슴 속 열기가 얼굴로 확 치밀어 올라 화끈거리기도 하면서 식은땀을 자주 흘린다고 호소합니다.

똑같이 화병이란 진단을 받아도 실제 발병 원인은 사람마다 다르기 마련이므로 화병을 치료하는 방법도 각양각색입니다. 결국 저마다 다른 병증을 정확하게 가려내고 알맞은 처방을 선택했을 때 한약의 효과를 극대화할 수 있습니다.

사상체질별로 알아보는 화병 예방법

운동요법

우리 한의학에서는 사람을 4가지 체질로 나누어서 그 운동법을 설명하고 있는데, 태음인의 경우에는 운동량이 많은 것을 권하고 싶습니다. 그러나 운동요법에서 중요한 것은 어떤 운동이라도 자신의 나이에 어울리는 운동을 해야 한다는 것입니다. 단순히 자기 체질에 맞는 운동법만을 고집하는 것은 오히려 역효과를 거둘 수 있습니다.

- **태음인**: 태음인은 왕성하게 먹어대는 만큼 왕성한 신체활동으로 먹은 것을 내보내는 것이 필요합니다. 충분한 운동으로 땀을 많이 내면 비만해지는 것을 막을 수 있을 뿐만 아니라 스트레스에 대한 저항력이 높아집니다.
- **소음인**: 소음인은 너무 격렬한 운동법은 선택하지 않

는 것이 좋습니다. 요가, 스트레칭처럼 덜 힘든 운동을 지속적이고 규칙적으로 하는 것이 좋습니다.

- **태양인·소양인**: 태양인이나 소양인은 그 중간쯤으로 생각해서 운동량을 조절하면 좋습니다.

식습관

- **태음인**: 지방질이 많은 음식은 좋지 않고 단백질이 많은 음식을 섭취하는 것이 바람직합니다.
- **소음인**: 찬 것을 피하고 따뜻하고 지극적이지 않은 음식이 좋습니다.
- **소양인**: 자극적이고 열이 많은 음식은 피해야 하고 시원하고 싱싱한 먹거리를 충분히 섭취합니다.
- **태양인**: 담백한 음식을 주로 하고 맵고 열이 많은 음식은 피하는 것이 좋습니다.

*주의: 화병이 있는 사람은 인삼의 사용을 신중히 해야 합니다. 부작용이 나타나기 쉽기 때문에 조심해야 합니다.

차 복용법

각 체질에 맞는 유익한 차와 해로운 차가 있습니다.
만일 해로운 차를 장복하게 되면 오히려 스트레스에 대
한 저항력을 떨어뜨리게 됩니다. 각 체질에 적합한 차를
열거해 보면 다음과 같습니다.

- **태음인**: 율무차, 들깨차, 칡차, 오미자차, 상황버섯
- **소음인**: 인삼차, 꿀차, 두충차, 계피차, 대추차, 생강
  차, 쌍화차, 현미차
- **소양인**: 구기자차, 결명자차, 영지버섯, 상황버섯차,
  녹차, 보리차

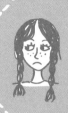

제6장

화병에 좋은
민간요법

마음을 안정시키는
녹두

예부터 녹두는 서민들이 건강을 위해 요긴하게 쓴 귀중한 작물입니다. 『식료본초(食療本草)』를 지은 당나라 맹선(孟詵)은 '원기를 돋워주고, 오장을 조화시켜 주며, 정신을 안정시킨다.'며 일찍이 녹두의 효능에 대해 찬탄한 바 있습니다.

실제로 한방에서는 녹두가 몸에 쌓인 노폐물을 해독하고 열을 내리며, 피로 회복에도 효과가 있다고 봅니다. 영양학적으로도 필수아미노산과 불포화지방산이 풍부해 소화를 돕고, 해독한 유해 배설물을 소변을 통해 급속히 배설시켜 몸을 정화하는 작용도 합니다.

　녹두의 서늘한 성질은 화병으로 인한 식욕 저하와 소화 부진, 두통, 가슴이 답답한 증상을 완화시킵니다. 민간요법에서는 당뇨와 고혈압이 있을 때 녹두 삶은 물을 먹이기도 하며, 입술이 헐었을 때도 처방합니다. 녹두에다 쌀을 넣고 끓인 녹두죽은 환자나 병을 앓은 후 기력이 약해진 사람들의 원기를 돋우는 음식으로 으뜸입니다. 입안이 깔깔하고 쓴맛이 느껴지면서 식욕이 없을 때 입맛을 돋우는 음식으로도 톡톡히 한몫을 합니다.

　녹두는 조리법도 다양합니다. 녹두를 갈아 돼지고기와 나물을 넣고 번철에 지져낸 빈대떡은 서민적인 음식이면서도 맛과 영양 또한 우수합니다. 구수한 맛을 내는 녹두죽을 비롯해 어두운 곳에서 싹을 틔워 나물요리를 만드는 숙주 역시 빼놓을 수 없습니다. 녹두 녹말을 굳혀서 만든 청포묵의 청아한 빛깔과 깔끔한 맛은 식욕을 돋우는데 제격입니다.

　녹두는 식용적 가치 외에도 그 자체만으로도 치료제 역할을 해 왔습니다. 머리가 아프고 목이 뻣뻣한 경우에 녹두로 속을 채운 베개를 베고 자면 두통이 사라진다는 얘기가 있습니다. 그래서 녹두 베개는 고혈압 환자들에게 인기가 높습니다. 규방의 여인네들은 백옥 같은 피부를 만들기 위해 녹두를 애용하기도 했습니다. 녹두를 갈아 물에 개어 바르면 한여름 땡볕에 그을리고 지친 피부를 회복시키는 효과를 얻을 수 있습니다.

시중에 판매되고 있는 녹두가루를 사용해도 무방하지만, 좀더 정성을 들이고 싶다면 가을에 나오는 풋풋한 햇녹두를 갈아서 사용해보길 바랍니다. 녹두를 물에 불린 후 갈아서 곱게 내린 앙금을 걷어내 바짝 말리면 됩니다. 특히 녹두가루는 열을 가라앉히는 데 효과적이어서 잔뜩 성이 난 여드름이나 몸의 열기로 인해 솟은 종기를 진정시키는 데 좋은 효능을 발휘합니다. 이때 녹두 삶은 물을 사용해도 무방합니다. 그 밖에 탈이 나서 설사가 심한 경우에 녹두를 갈아 마시면 지사제 역할을 합니다.

한가지 주의할 것은, 녹두를 약으로 사용할 경우에는 절대로 껍질을 벗겨선 안 된다는 사실입니다. 약성이 달아나기 때문입니다. 또, 녹두를 음용하거나 활용할 경우 체질상 몸이 찬 사람들은 녹두의 찬 성질이 몸을 더욱 차게 만들 수 있기 때문에 주의해야 합니다. 녹두는 해열과 고혈압, 숙취에는 좋지만 혈압이 낮거나 냉증이 있는 사람은 피하는 것이 좋습니다. 특히 한약을 먹는 경우에는 강한 해독 작용 때문에 약의 효능까지 없어지게 되므로 함께 먹지 않는 것이 상식입니다.

스트레스를 날리는
생지황오이냉국

    손발과 아랫배가 차서 몸을 따뜻하게 해준다는 인삼을 먹거나 매운 음식을 먹어봐도 손발이 따뜻해지기는 커녕 더욱 차가워지는 사람들이 있습니다. 바로 상열하한(上熱下寒)이란 증상입니다. 손발은 차가운데 가슴과 머리, 뒷목에는 열이 오르는 증세를 보입니다.

    이것은 '화'와 '열'이 한쪽에 몰려 발생하는 것으로, 화병이 있거나 술과 고기를 많이 먹었을 때, 스트레스를 많이 받을 때, 그리고 갱년기 때 흔하게 나타납니다. 화와 열이 단전부위에서 작용하게 되면 혈액순환을 도와 아랫배와 손발이 따뜻해집니다. 그러나 스트레스나 술 갱년기 과로 고칼로리 음식 등으로 생긴 화와 열이 가슴과 머리 뒷목 쪽으로 오르게 되면 상체에만 열이 몰리고 손발과 아랫배는 차가워져 이와 같은 증상을 겪기 쉽습니다.

이런 증상에 좋은 것이 '생지황 오이냉국'입니다. 생지황은 성질이 매우 차고 달면서도 약간 쓴맛이 나는 한약재로 열을 내려주고 코피가 나거나 피를 토하거나 자궁의 하혈이 심한 경우에 자주 씁니다. 어혈을 없애주고 부기를 빼면서 소변이 잘 나오게 하는 효능을 갖고 있습니다. 오이는 성질이 차고 단맛이 있으며 열을 내리고 음기를 도와줍니다. 소변이 안 나오거나 몸이 붓고, 혈압이 높은 사람들에게 좋습니다. 생지황과 오이를 함께 먹으면 가슴과 머리에는 열이 나면서 손발이나 아랫배는 찬 증상이 완화되는 것은 물론, 화병, 가슴답답함, 불면증, 두통, 갱년기의 상열감 등과 같은 증세를 해소하는데도 큰 도움이 됩니다.

생지황오이냉국은 많이 먹어도 살이 안찌고 더위를 많이 타며 직선적인 성향의 소양인들에 잘 맞는 요리입니다. 그러나 찬 음식을 싫어하고 소화기능이 약한 사람이 먹으면 오히려 소화기능을 떨어뜨리고 손발을 더 차갑게 만드는 부작용이 있을 수 있으니 섭취에 주의하는 것이 좋습니다.

〈재료〉 오이 2개, 생지황 40g, 설탕, 식초, 소금

〈만드는법〉

① 오이는 소금으로 문질러 깨끗하게 씻어서 채로 썬다.

② 생지황에 물을 넣고 1~2시간 끓여 너무 쓰지 않게 달인다.

③ 끓인 생지황물에 설탕 식초 소금을 넣어서 간을 맞춰 차게 식
  힌다.

④ 채 썬 오이에 준비된 국물을 붓는다.

화를 풀어주는
죽순

5~6월께 녹색이나 황록색으로 솟아나는 죽순은 대나무의 땅속 줄기로부터 가지가 갈라져 나온 어리고 연한 싹을 말합니다. 독특하게 씹히는 맛과 은은한 향 때문에 식용으로 많이 이용하는 죽순은 건강식품으로도 아주 훌륭한 효능을 지니고 있습니다.

죽순의 씹히는 맛을 내는 섬유질 성분은 장의 연동 운동을 도와주며 장의 기능을 조절해주는 작용이 있습니다. 특히 이 섬유질에는 특수 효소를 함유하고 있어 장 안의 유효균이 잘 자라도록 도와줍니다. 또한 화(火)를 풀어주는 효능이 있어서 평소 신경이 예민한 사람이나 화병으로 고생하는 사람들에게 도움이 됩니다.

죽이, 죽아, 죽태라고도 부르는 죽순은 『동의보감』에 따르면 맛이 달고 약간 찬 성질을 가지고 있습니다. 하루에 20g 정도를 차로 만들어두고 수시로 마시면 번열과 갈증을 해소해주며, 몸 안의 체액이 순조롭게 돌아가도록 해주고 원기를 회복시키는 작용을 합니다. 하지만 너무 많이 먹으면 죽순의 찬 성질로 인해 복부가 냉해질 수 있기 때문에 조심하는 게 좋습니다. 체질적으로 손발이 유난히 찬 사람, 입술색이 푸른빛을 띠는 사람은 더욱 조심해야 할 일입니다.

죽순차를 만들 때는 우선 뜨거운 물에 죽순을 넣고 반나절 넘게 담가두었다가 꺼낸 다음 흐르는 찬물에 잘 씻어야 합니다. 이렇게 해야 죽순의 미끈거리는 점성이 없어집니다. 잘 씻은 죽순은 다시 물에 넣고 달여서 차게 식힌 후 수시로 나누어 먹으면 됩니다.

죽순을 먹을 때는 『본초강목』의 저자 이시진의 말을 참고하는 것도 좋을 듯 싶습니다. "죽순을 채취할 때는 바람을 맞으면 굳어지므로 마땅히 바람 부는 날을 피해야 한다. 죽순을 물에 넣으면 살이 굳어지고 껍데기를 벗기고 삶으면 맛을 잃고 날것을 칼질하면 부드러움을 잃는다. 그러니 삶아서 오래 두는 것이 마땅하고 날것은 반드시 사람에게 해가 된다."

화병에 좋은 음식과
해로운 음식

　건강한 식습관을 가지는 것은 화병의 예방과 치료에 많은 도움이 됩니다. 무엇보다 규칙적인 식습관이 가장 필요하며, 아침과 저녁은 간단히, 점심 식사는 충분히 하는 것이 좋습니다. 야채나 과일 등을 많이 먹습니다. 육류나 튀김류, 커피, 콜라, 초콜릿 등 카페인과 당분이 많은 식품은 삼갑니다. 담배는 스트레스 해소에 일시적인 도움은 되지만, 장기적으로는 반드시 건강을 해치는 결과를 얻게 됨으로 반드시 금연하도록 합니다. 따뜻한 물로 샤워하거나 레몬, 라벤더 향을 늘 곁에 두는 것도 좋습니다.

화병에 좋은 음식

- **야채와 과일류**: 칼슘, 마그네슘, 칼륨, 비타민 A·C가 풍부해 스태미나와 활력 유지, 우울 감소, 긴장 감소에 도움이 됩니다.
- **콩 종류**: 정서적 안정 및 근육이완 효과, 피로와 우울감 감소에 도움이 됩니다.
- **전곡류(옥수수, 현미)**: 긴장, 불안, 감정변화 완화 그리고 알레르기 증상과 스트레스성 증상을 완화해 줍니다.
- **씨앗, 견과류**: 감정 변화와 알레르기 증상 완화에 좋습니다.
- **생선류(연어, 참치류)**: 리놀렌산, 요오드, 칼륨이 풍부해 긴장 해소에 좋습니다.

화병에 해로운 음식

- 카페인(커피, 홍차, 초콜릿 등)
- 설탕, 밀, 소금 등
- 유제품(치즈, 우유 등)

화병에 도움이 되는
한방차

청국장치자차

치자는 심장과 폐 등 주요 장기에 약이 되는 약재로 항산화효과 또한 매우 뛰어납니다. 몸이 마른 사람은 대추와 감초를 적당히 섞어주고 통통한 체형의 사람은 생강 몇 조각을 함께 넣어서 끓여마시면 좋습니다.

〈만드는법〉

① 청국장을 말려서 분쇄한 가루와 치자를 준비한다.

② 치자 4g과 청국장 20g을 넣고 물 500cc에 부어 끓인다.

③ 300cc로 물이 줄어들 때까지 30분 정도 끓인다.

④ 1회 100cc정도를 하루에 식후 3회 복용한다.

감초차

감초는 여러 가지 약효 때문에 한방약에 거의 다 들어가는 생약입니다. 해독작용을 하고 한방약의 맛을 순하게 하고, 신경을 안정시키는 효능이 있습니다.

〈만드는법〉

① 감초 10g을 깨끗이 씻어 물기를 뺀다.

② 분량의 감초를 넣고 물 600ml를 부어 끓인다. 물이 끓으면 약한 불로 은근히 오랫동안 달인다.

③ 건더기는 체로 거르고 국물만 따라낸다.

④ 1회 60cc정도를 수시로 복용한다.

흑두감초차

가슴이 답답하고 화병이 있을 때 마시면 도움이 되는 약차입니다. 보리차 끓이듯 끓여 자주 마십니다.

〈만드는법〉

① 검정콩 10g, 감초 10g을 씻어 물기를 뺀다.

② ①을 넣고 물 600ml를 부어 은근히 달인다.

죽여-맥문동차

볶은 산조인(酸棗仁) 20g, 대나무의 얇은 속껍질인 죽여(竹茹) 20g, 맥문동(麥門冬) 10g을 물 1ℓ에 넣고 1시간가량 달여 차처럼 복용합니다.

구기자차

구기자차는 몸을 가볍게 하고 기운이 나게 하며 정신을 안정시킵니다. 약한 불에 붉은 색이 우러나도록 끓여서 마십니다. 생강이나 대추를 함께 넣고 끓여도 좋습니다.

칡차

갈증 해소와 소화, 가슴의 열을 없애는 데 좋습니다. 생칡의 즙을 내 마시거나 칡뿌리를 달여 건더기를 버리고 마시면 됩니다. 꿀이나 설탕으로 맛을 내면 어린이들이 잘 마십니다.

제7장

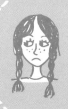

내가 만난
화병 환자들

가족을 위한 희생의 삶, 엄마의 화병

최근 한의원을 찾아온 50대 어머님 세 분의 증상이 공교롭게도 매우 비슷했습니다. 가슴이 타들어가는 듯하고, 혓바닥이 아주 매운 고춧가루를 먹은 것처럼 뜨겁게 아프다는 것입니다. 처음에는 일단 아프니까 이비인후과나 내과부터 찾았는데 사실 큰 방도를 못 찾았다고 합니다. 검사하면 정상으로 나오고, 약을 먹어도 소용없고, 원인도 못 찾으니 고치고 싶은 의지가 있어도 어디서 치료를 받아야 할지 몰라서 헤매다가 결국은 심리적인 문제밖에 더 이상 원인이 없다 싶어 어렵게 수소문해서 찾아오시는 경우가 대부분입니다. 증상이 비슷했던 세 분의 어머님들도 비슷한 상황들을 겪은 후에 비로소 만나게 됐는데 세 분 모두 따님 손에 이끌려 오셨습니다. 그중 한 분의 이야기를 해보려고 합니다.

어린 나이에 시집오셔서 서른 중반까지 시집살이를 하며 애 셋을 키우셨습니다. 남편은 성실하고 착한 사람이었지만, 고부갈등에서만큼은 항상 시어머니 편이었고 참다 참다 하소연을 해봐도 돌아오는 말이라곤 이것뿐이었다고 합니다.

"당신이 참아야지, 어떡하겠어."

참고 살아온 세월이 가슴에 맺히지 않은 것은 아니지만 그렇다고 남편 때문에 화병이 온 건 아니며 경제적으로도 여유가 있는 상황이었기에 얼핏 보면 화가 날 이유가 없어 보이는 평온한 가정의 평범한 주부로만 보였습니다.

처음엔 단순히 갱년기가 아닐까 싶었습니다. 화병의 몇 가지 증상들이 갱년기 증상과 매우 흡사했기 때문입니다. 폐경이 오면 몸에 있던 열들이 전부 상부로 올라와서 몸이 마른 장작처럼 뜨겁고 건조해집니다. 입이 마르고, 얼굴이 벌게지고, 가슴이 답답하고, 혀가 따갑기도 하고, 얼굴도 화끈거리는 증상들이 나타나기도 합니다. 그런데 이 환자분은 갱년기도 이미 오래전에 지나갔고 그때도 크게 괴롭거나 힘들지 않게 넘어갔다고 하니 진짜 원인을 찾기 위해 좀더 심도 깊은 상담이 필요해 보였습니다.

어머님의 이야기를 다시 찬찬히 들어보니 화병의 증상이 나타나기 시작한 것은 3년 전, 그 시작은 바로 아들 때문이었습니다. 지방대를 졸업하고 부모님 지인의 소개로 취직을 어렵게 했는데 첫 회사는 안 맞는다고 그만두고, 두 번째 회사는 멀어서 출퇴근이 힘들다고 그만두고, 그러다 나이 서른이 다 돼 갑자기 대학원을 간다고 해서 보내주었습니다. 비전이 있는 학교나 전공도 아닌데 매일 연구한다고 늦게 집에 들어오기가 일쑤인데다 아들 얼굴은 갈수록 초췌해지니 걱정되는 마음에 잔소리라도 한마디 할라치면 아들이 온갖 짜증을 부리는 통에 제대로 말도 못 붙이는 시간이 계속됐다고 합니다. 말도 못 하고 계속 화를 꾹꾹 눌러 담는 시간이 길어지자 조금씩 통증으로 표출이 되고 있는 듯 보였습니다.

'내가 고된 시집살이를 왜 견뎠는데…. 너희들 잘 키우려고 내가 다 참고 견뎠는데….'

자식들이 잘 자라는 것을 바라보는 것이 우리네 어머니들의 유일한 행복이고 삶의 이유입니다. 둘째 아들의 방황과 엄마를 향한 짜증이 환자에겐 너무나 큰 고통으로 다가올 수밖에 없었을 것입니다.

체열검사를 해보니 가슴, 입, 목, 눈, 머리 어느 곳 하나 빈틈없이 붉은색이 가득 차 있었습니다. 한마디로 온몸이 뜨겁지 않은 곳이 없었습니다. 그러니 혀가 따끔거리는 것은 물론, 손발과 등 쪽까지 전부 저릿저릿한 것이 당연했습니다. 자율신경검사 결과를 보니 교감신경은 낮고, 부교감신경은 높은 상태로 무기력한 우울증이 있을 때와 같은 결과를 보였습니다.

화병에는 충격기-갈등기-체념기 3단계가 있습니다. 충격기에는 열 받고 짜증나고 소리를 막 지르고 싶은 심정이었다가 갈등기로 가면 아들이 이상한 건지, 내가 이상한 건지 고민을 하기 시작합니다. 잠도 안 오고 답답하기만 했을 것입니다. 체념기로 가면 모든 것을 포기하고 받아들이게 됩니다. 그래서 체념기에는 우울증과 비슷한 증상을 보이게 됩니다. 이 환자처럼 냄새도 못 맡고 혀기 아파서 밥도 못 먹는 정도라면 화병의 충격기나 체념기일 가능성이 높습니다. 자율신경검사를 통해 교감신경이 항진되어 있으면 충격기, 부교감신경이 항진되어 있으면 체념기로 진단하는 경우가 많습니다.

더욱 안타까운 것은 거의 일 년 동안 이 병원 저 병원 도시면서 돈과 시간을 낭비했다는 사실입니다. 화병은 한의원 치료가 좋다는 지인의 이야기를 듣고 지금에라도 찾아온 것이 다행이라고 말씀하시는 것을 보며 마지막 선택만큼은 후회 없으실 수 있도록 잘 치료해드리고 싶다는 마음이 들었습니다.

뜨거워진 엔진에 냉각수를 붓는 것같이 열부터 내리는 '청심'치료를 우선 해야 했습니다. 급한 불부터 끄는 것이 중요하기 때문입니다. 심리적으로는 아들 때문에 힘든 부분을 깊이 공감하면서 상담치료를 진행했습니다. 고민의 실체를 수긍하고 받아들이는 것이 치료의 시작이기 때문입니다. 함께 내원했던 따님과 아버님께도 어머니를 잘 살펴드리라는 당부의 말씀도 잊지 않았습니다.

한 달 정도 지난 후, 혀도 여전히 따끔거리고, 가슴 답답한 것은 여전했지만 입에 대지도 못하던 음식들을 조금씩 먹고 계셨고 안색도 한결 좋아지셨습니다. 급한 불을 껐기 때문에 이제 조금씩 기력을 되찾는 치료를 통해 힘내실 수 있게 도와드리겠다고 약속을 드렸고, 둘째 달부터는 기력을 올리고 몸과 마음을 안정시킬 수 있는 '안심'처방을 했습니다.

또, 한 달이 지난 후 서서히 혀의 통증도 괜찮아지고 후각도 조금씩 되돌아오고 있다는 소식을 들었습니다. 치료를 시작한 지 석 달째, 남은 증상들을 완전히 호전시키는 데 집중했고 마지막까지 치료를 무사히 마칠 수 있었습니다.

속에서 불이 나고, 자다가도 벌떡벌떡 화가 나고, 짜증이 치밀어 오르고 하는 게 화병이라고 생각하는 경우가 많지만, 무기력하고 입맛이 없는 등, 우울증과 비슷하게 나타나는 화병도 있습니다. 바로 화병의 체념기일 때는 우울증과 구분하기가 쉽지 않기 때문입니다. 단순한 우울증으로 볼 것인가, 화병의 체념기로 볼 것인가는 치료방향을 결정하는 데 아주 중요한 포인트가 됩니다.

어머님들의 화병은 대부분 시댁, 남편, 자식 때문에 생깁니다. 가족을 위해 희생해 온 삶은 숭고하기에 존경받아야 마땅합니다. 최선을 다해 살아온 그녀들을 가족들이 인정해주고 칭찬해주지 않는다면 그 어떤 삶의 의미를 찾을 수 있을까요. 세상에 그 어느 것도 당연한 것은 없습니다.

엄마니까, 다 이해해주겠지.
엄마니까, 기다려주겠지.
엄마니까, 나중에 잘해드리면 되겠지.

우리가 항상 변명하고 둘러댔던 그 나중은 결국 오지 않습니다. 가족들의 생계를 위해 평생 내릴 수 없는 짐을 지고 가는 아빠의 힘겨운 어깨도, 가족들의 건강과 행복을 위해 바친 엄마의 젊음과 시간들도, 그 어느 것 하나 결코 당연한 것은 없습니다.

좋은 학교와 직장으로 보답하는 것보다 더 중요한 것은 항상 감사한 마음을 잃지 않고, 따뜻하게 대해드리는 것이라는 사실을 잊지 않길 바랍니다.

사별로 홀로 된
여성의 화병

봄 햇살이 환하게 내리쬐던 날, 한 나이든 여성이 젊은 남성의 부축을 받으며 진료실에 들어섰습니다. 넋이 나간 듯한 얼굴에, 마치 허깨비가 걷는 듯이 휘청거리는 걸음이었습니다. 그녀가 자리에 앉자 아들인 것 같은 젊은 남성은 곧바로 진료실을 나갔습니다.

그녀는 간호사가 가져온 찻잔에는 손도 대지 않고 한동안 굳게 침묵을 지켰습니다. 상심한 그녀의 눈길에서 만만치 않은 곡절을 예감한 나는 굳이 그녀의 이야기를 독촉하지 않았습니다. 대신 한결 따뜻해진 날씨며, 지인에게서 선물 받은 녹차의 맛과 나이보다 젊어 보이는 그녀의 외모에 대한 이야기로 가볍게 화제를 이어갔습니다. 건성으로 고개를 끄덕이던 그녀가 무슨 생각에서인지 불현듯 가슴에 담았던 말을 토해내기 시작했습니다.

"3년 전, 남편이 저하고 테니스를 치다가 심장마비로 죽었어요. 그 후 저의 가장 큰 문제는 가슴 저미고 무거운 이 슬픔이 언제 끝날 것인가 하는 것이었지요. 아무리 책과 잡지를 뒤져보아도 답이 없었어요. 하도 답답해서 저보다 먼저 홀로 된 여자들에게 묻기도 했어요. '당신네들이 사는 걸 보면 나도 살 수 있다는 것은 알겠는데 도대체 언제까지 이렇습니까?' 하고요. 봉사생활을 하며 사는 어떤 분은 2년이라고 대답하더군요. 시간이 지나면서 더 심하다는 사람도 있었어요. 좋은 일이 있으면 더 생각나고 슬프다는 사람도 있고요. 하여튼 3년은 참아보자고 생각했지요. 어느 간호전문지에 배우자 죽음의 슬픔을 이겨내는 데 대략 3년이 걸린다는 글이 있었는데, 우리나라의 3년 탈상을 생각할 때 신기한 생각이 들더라고요. 그래, 3년만 기다리자 하고 믿었지요."

그러나 그녀는 3년이 지난 오늘도 슬픔에서 헤어나지 못하고 있다고 했습니다. 제대로 먹지도 자지도 못하고, 까닭 없이 주위 사람들이 미워져 사람들도 만나지 않습니다. 자식들도 귀찮고 친구들도 싫어져 온종일 홀로 집안에서만 시간을 보낸다는 것입니다.

"누가 남편 죽었다고 말하면 죽었단 말 하지 말라고 달려들었지요. 죽는 것만도 억울한데 죽었다는 말을 하지 말고 '보냈다'고 하라고 악을 썼어요. 그러고는 너는 언제 혼자되는지 내가 지켜볼 거라고 생각했어요. 누가 찾아오면 깨우지 말라고 하면서 의식적으로 자는 척했어요. 아무것도 위로가 되지 않았지요. 사람도 만나고 싶지 않고요. 이 슬픔을 누가 해결하겠어요? 밤에 그 사람 꿈이라도 꾼 날은 그래도 견딜 만하지요."

배우자의 사망으로 극심한 비탄과 슬픔에 빠진 여성에게 현재는 혼미하고, 미래는 혼자 이겨나가야 할 불안과 공포로 암담했을 것입니다. 미망인이 되는 경험은 남편이 그리워하던 모든 사람이 한자리에 다 모였는데 오직 그 자리에 있으면 가장 기뻐할 바로 그 사람만 빠진 장례식장에서부터 시작합니다. 남편이 생전에 좋아했던 문상객들을 홀로 맞으며 극도의 피곤으로 지칠 때, 평소 집안행사에서 "내가 있을 테니 당신은 들어가서 잠시 쉬지."하던 그 목소리의 주인공이 영원히 없어진 상황을 실감하게 되는 것입니다. 이때부터 그가 못다 한 책임을 짊어진 한 여성의 새로운 삶이 시작되는 것입니다.

남편의 죽음에 대한 슬픔과 극복 과정은 인간의 손가락 지문 형태가 다르듯 사람마다 다릅니다. 극복에 필요한 시간과 에너지도 개인에 따라 다릅니다. 자기 일이 있거나 전문직인 여성의 경우는 상대적으로 회복이 빠른 편입니다. 가까운 사람을 잃은 심리적 상처가 완전히 아물 수는 없겠지만, 엄청난 비탄과 슬픔을 받아들이는 과정에서 조금씩 자기 삶에 대한 통찰력과 통제력이 생기기 때문입니다.

그러나 결혼 생활이 곧 삶의 전부였던 여성들에게 남편의 죽음은 곧 자신의 죽음을 경험하는 것과 다를 바가 없습니다. 이들에게 남편의 죽음은 상당한 심리적 혼란과 고통을 가져옵니다. 더욱 심각한 것은 이것이 신체적 질병, 즉 화병으로까지 연결된다는 점입니다.

사랑하는 사람을 여읜 비통함은 겪어보지 않은 사람은 짐작도 못할 것입니다. 배우자의 죽음 같은 엄청난 슬픔을 당하면 우리의 몸은 우리가 깨닫지 못하는 문제를 먼저 알고 반응합니다. 슬픔이 가슴속에 꽉 차 있거나 충분히 토해내지 못했을 때, 마음으로 도저히 통제할 수 없는 현상이 몸을 통해 나타납니다. 나이에 상관없이 두통, 소화불량, 온몸이 쑤시는 증세가 많고, 그다음으로는 만성적인 불면, 짜증, 불안, 침울, 식욕부진 혹은 식욕증진 등을 호소합니다.

그런 가운데서도 마음은 본능적으로 슬픔을 이기고 싶어 하며, 신체 또한 빠른 극복을 위해 여러 가지 증상으로 마음을 표현합니다. 가장 흔한 증세는 식욕 장애입니다. 처음에 식욕을 잃고 몸무게가 줄지만 석 달쯤 지나서 왕성한 식욕으로 갑자기 몸무게가 불어나는데 이것도 큰 문제입니다. 몸무게가 정상이 아니면 아직 슬픔에서 벗어나지 못한 신호로 생각해야 합니다. 특히 젊은 사람의 경우 평소의 몸무게보다 10퍼센트 더 많거나 적으면 병원에 가야 합니다. 식욕과 관계되는 증세는 일 년쯤 계속되며 영양을 취하지 않으면 슬픔을 이겨 낼 힘이 없으므로 영양 섭취에 신경 써야 합니다.

남편이 죽고 혼자 남는 경우에는 가급적 혼자 식사하는 것을 피하고 인스턴트식품으로 끼니를 때우지 않도록 주의해야 합니다. 이 부인처럼 자녀들이 성장한 경우는 자신의 몸만 걱정해도 되지만 아이들이 어린 경우 자신의 몸을 추스르기도 힘든데 자녀들까지 돌보아야 하는 일은 정말 힘듭니다.

"고기를 입에 대지 못했어요. 물과 국물만 마시니까 영양부족으로 진이 다 빠졌지요. 하도 그러니까 처음엔 언니가 와서 한 달을 같이 살았어요. 도대체 그 서러움은 표현 방법이 없어요. 도대체 형용사가 없으니까요. 실어증이 이래서 오는구나 싶더라고요. 몸도 엉망이 됐죠. 속에서는 뜨거운 덩어리가 치받치고, 얼굴엔 기미가 끼고, 손이 부들부들 떨리고, 뭘 먹어도 금방 체해 버리죠. 다리는 맥이 빠지고 온몸이 쑤셔요. 아파서 끙끙 앓다가 자고 또 앓고, 20kg이 줄었더라고요. 피골이 상접해서 모두 죽는다고 했지요. 옷을 예닐곱 군데는 줄여야 입을 수 있었으니까요. 사람 만날 기운도 없고. 사람 좋아하던 내가 모임에 나가면 웃음도 말도 없어서 모두 산송장이나 멍청이가 됐다고 생각했대요. 지금도 그 사람 누워 있던 병원 영안실 근처만 가면 차마 그쪽을 볼 수 없어서 다른 길로 돌아가요."

홀로된 여성들은 경제적 고통 외에도 남편을 잃은 고통과 슬픔, 사회적 냉대가 주는 이중의 고통을 겪고 있습니다. 이들은 부부 중심 문화에서 오는 차별, '결손가정'으로서의 소외, 경제적 어려움, 슬픔과 고독 등의 문제를 개인적 노력으로 감당해야 합니다. 경제적 위협 속에서 홀로 가정을 꾸려야 하는 벅찬 부담을 이해해 주기보다 '사납고 드세다'느니, '팔자가 세다'느니 하면서 비아냥대는 우리 사회의 풍토는 이들 여성들의 화병을 깊게 만드는 원인이 됩니다.

특히 자신을 독립된 개체로 인정할 자아가 강하지 못한 사람일수록, 남편과 충분한 사랑을 나누지 못한 경우일수록 헤어나기 힘든 것으로 나타나고 있습니다. 공개적으로 '죽음이 서로를 갈라놓을 때까지'사랑하기를 서약했지만, 일방적으로 일찍 버려진 것 같은 슬픔과 수치심, 원망과 분노의 감정은 어떤 형태의 수사로도 표현할 길이 없는 것입니다.

이 환자처럼 불안증과 우울증, 정신신체장애 등의 복합양상을 띠게 되는 만성적 화병은 절대로 예사로 넘기면 안 됩니다. 만성적인 화병은 혈압을 상승시켜 고혈압이나 중풍 같은 심각한 심혈관계 질환으로 발전할 수 있기 때문입니다.

다시 말하지만, 화병의 한방 치료는 먼저 신체와 정신이 별개의 것이 아니라는 생각에서 출발합니다. 오장의 기능을 조절하고 강화하며 자율신경을 안정시키기 위해서는 신체와 정신을 주관하는 심장부터 다스려야 합니다. 심장을 통해 신체의 기력을 찾고 마음이 안정하면 힘든 상황을 스스로 이겨내고 극복할 수 있는 힘이 생겨나게 될 것입니다.

시댁, 남편 때문에
얻은 화병

10여 년째 시댁 식구들 사이에서 외톨이 신세였다는 한 여성이 내원했습니다. 젊은 시절엔 고운 얼굴이었을 그녀는 나이보다 훨씬 늙은 모습이었습니다.

"처녀시절엔 여자로 딸로 태어난 게 행복하다는 느낌을 가졌어요. 한데 시집온 뒤론 후회하는 기분이에요. 홀시어머니는 너무 무뚝뚝하고 억세죠. 며느리인 나에게 말도 함부로 하는 편이죠. 또 집안일도 시누이 등 시집 식구들끼리만 상의하고 내 생일은 누구도 관심 없어 그냥 지나가 버려요. 늘 '난 외톨이구나'라는 느낌뿐이에요. 남편이 배려를 해주는 편이나 그건 한계가 있어요."

이 여성처럼 결혼한 지 10년이 넘었어도 시집식구들과 부대껴 살면서 이런 종류의 갈등을 겪는 아내들이 적지 않습니다. 식구들에게 잘 보이려고 힘들지만 그저 '예, 예'하면서 지내는 것입니다. 그런데도 시댁 식구들은 뭐가 못마땅한지 며느리를 가족의 일원으로 끼워주기를 암묵적으로 거부하는 분위기입니다.

물론 나긋나긋하지 못하고, 유머감각도 부족하고 좀 퉁명스러운 데가 있던 며느리 쪽에도 문제가 없는 것은 아닙니다. 그러나 아무래도 며느리 쪽이 안쓰럽게 보입니다. 이런 상황이 오래 지속되면서 우울증에 화병 증상까지 생긴 것입니다. 그녀는 눈이 침침해지고 여기저기 몸도 쑤시며, 초조하고 의욕이 없어진다고 눈물까지 흘릴 정도였습니다.

감정의 이상이 장기간 계속되면 우리 몸의 오장육부 가운데 특히 심장이 약해져 육체적인 증상을 보이는 병의 상태로까지 치닫게 됩니다. 한방에서 화병은 대개 이상 항진된 심장의 열을 내리는 데서 시작합니다. 심장을 다스리는 정심방요법 중 '청심'은 과열된 심장을 가라앉혀 스트레스를 극복하는 데 좋은 처방입니다. 주로 심장의 화(火)를 식혀주는 황금, 황연과 기(氣)의 소통을 도와주는 향부자, 오약, 길경 같은 약재를 씁니다. 여기에 정신을 안정시키는 용골, 모려, 원지, 산조인을 체질에 맞게 처방합니다.

이와 함께 심장을 다스려 화를 식혀 주는 사암침법과 보다 건강하게 화를 표출하고 지혜롭게 마인드컨트롤하는 방법을 알려주는 상담치료를 병행해 3개월간의 치료를 진행했습니다. 치료를 마친 후 환자는 한결 마음이 가벼워졌다며 "요즘은 늙어 기력이 쇠잔해진 시어머니나 시누이에게 할 말 다하며 사니 한결 낫다."고 밝은 얼굴로 인사를 했습니다.

환자 스스로 자신의 화병을 초래한 원인을 규명하고, 적극적으로 한방 치료를 받음과 동시에 가족들에게도 확고한 자기 결심을 알리고 도움을 구한 사례도 있습니다.

이 여성 환자의 남편은 밖에서는 밀도 잘하고 사근사근한 사람으로 통했습니다. 그러나 집에만 오면 아내는 물론 아이들에게도 함부로 대했습니다. 아들 옷차림이 마음에 안 들면 욕설은 물론 손찌검까지 했습니다. 사소한 일로 부부간에 다툼이 생겨도 마찬가지였습니다. 남편이란 사람은 도무지 참을성이 없었고, 가족들에게 폭군처럼 군림했습니다.

그 결과, 아내는 화병을 얻고 말았습니다. 그녀는 무엇보다 자녀들 앞에서 모욕과 학대를 당하는 것이 참을 수 없었다고 합니다. 남편의 영향으로 이젠 자녀들마저 그녀를 무시했습니다. 그녀는 삶의 희망을 잃어버린 듯했습니다. 불행의 근원은 분명 남편이었습니다. 그리고 그런 남편을 선택하게 된 것은 결국 나 자신이었고,

돌이킬 수 없는 운명과 같이 느껴졌습니다. 아내는 어려서 부모 간섭을 많이 받고 자랐는데, 특히 다혈질의 친정아버지를 매우 미워하며 성장했습니다. 안타깝고 불행하게도 그녀는 그렇게 미워했던 아버지와 닮은꼴인 남편과 결혼하게 된 것이었습니다.

처음에 그녀는 결혼 생활을 팔자라고 생각하고, 어려서 그랬던 것처럼 고통을 감수하며 지냈다고 합니다. 그러나 어느 시점이 됐을 때, 이젠 더 이상 견디며 살 수 없었습니다. 남편에게 손찌검을 당한 어느 날, 그녀는 집을 나가 버렸고 남편은 놀랐습니다. 남편의 병리는 아내를 함부로 대해서 굴복시키려 했던 심리에 있었기 때문이었습니다. 그럼으로써 아내에게 죄의식 같은 것을 심어주려는 숨은 의도가 있었던 것으로 보입니다.

아내의 가출은 그간의 잘못된 관계의 틀을 깨뜨리는 기폭제가 됐습니다. 남편이 소리를 지르면 함께 맞받아치고 아이들의 잘못된 태도를 꾸짖기 시작했습니다. 한 번의 가출을 통해, 그녀는 그간 자신의 소극적인 대응방식에도 문제가 있었음을 깨달았던 것입니다. 그렇게 스스로 출구를 찾아 방향을 정하고 치료를 받기 위해 한의원을 자기 발로 찾아온 그녀였기에 치료에 대해서 누구보다 적극적일 수밖에 없었습니다.

상담 시에는 늘 자신의 상태를 정직하게 말하고 나의 조언을 성실히 구했던 환자였습니다. 그래서인지 단 한 달 동안의 한약처방과 침치료를 통해 그녀의 상태는 몰라보게 달라졌습니다. 그녀는 치료가 끝난 지금도 스스로 한방차를 달여 마시고 있으며, 문제를 느낄 때마다 곧잘 내게 전화를 걸어옵니다. 그런 환자에게 성심성의껏 답변하지 않을 의사는 없습니다. 화병은 마음의 병입니다. 병을 완치하기 위해서는 환자 스스로 병을 고치겠다는 굳은 각오야말로 가장 병을 빠르게 낫게 하는 길이라는 걸 몸소 보여준 환자의 사례였다고 하겠습니다.

경제 불황기,
가장의 화병

계속되는 취업난과 반복적인 경제 불황속에서 구조조정과 연쇄 부도의 여파로 무너져 내린 사람의 마음은 쉽게 그 깊은 상처를 극복하지 못하기 마련입니다.

중후한 풍모의 이 50대 남성은 언뜻 보기에는 매우 점잖아 보이는 사람이었으나, 진료실 내부를 자꾸 두리번거리고, 계속해서 탁자 위의 물건들을 만지작거리는 등 정서적으로 몹시 불안정한 모습이었습니다.

"저는 몇 년 전부터 울화병 비슷한 병으로 신경정신과 치료를 받아 오고 있습니다. 병원에 입원도 해 봤고, 성격 검사도 받아봤지만 단순한 신경증으로 판정이 났습니다. 약을 먹으면 평소 생활은 크게 지장이 없어요. 하지만 유달리 촉감에 예민한 반응을 보이고, 한번 만진 걸 자꾸 다시 만지는 등 제가 생각해도 한심한 짓을 되풀이하는 겁니다. 그리고 약을 안 먹으면 속에서 울화가 치미는 게 모든 것을 파괴하고 때려 부수고 싶은 충동이 듭니다."

몇 년 전까지 그는 작은 사업체를 운영하던 사장이었다고 합니다. 노동자 출신 특유의 근면과 성실, 직원들과 한솥밥을 먹으며 밤을 새워서라도 납기일을 맞춰 주는 신용으로 제법 탄탄하게 공장의 내실을 키워 왔습니다. 그런데 그간 물건을 납품해 주었던 업체들이 줄줄이 부도를 내면서 그에게도 극심한 시련이 다가왔습니다. 그가 자신의 모든 것을 걸고 자식처럼 키워 온 사업체가 부도 위기에 처한 것이었습니다.

직원들 월급도 못 주는 상황이 몇 달씩 계속되자, 사모님 소리를 듣던 그의 아내는 생계를 위해 식당일을 나가기 시작했습니다. 생각다 못해 집과 공장을 처분해 직원들 월급과 빚을 해결하고 처남이 운영하는 회사에 들어갔으나, 그 과정에서 화병이 생긴 것이었습니다.

"정말 미치겠습니다. 잠을 자도 푹 자지 못하고 악몽을 꾸고, 도중에 깨는 등 정말 약 없이는 생활이 불가능합니다. 최근에는 눈의 피로까지 겹쳐서 정말 힘듭니다. 선생님, 저는 어떻게 해야 할까요? 저 좀 도와주십시오. 남들처럼 하루하루 활기차게 생활할 수 있다면 소원이 없겠습니다. 정말 다시 건강을 되찾고 싶어요."

현재 신경정신과에서 주는 약을 복용하고 있는 그는 처자식만 아니라면 정말 절이라도 들어가서 몸과 마음을 쉬고 싶은 심정이라며 깊은 한숨을 연달아 내쉬었습니다.

촉각이 이상해지는 것은 지금 환자가 복용하는 신경정신과 치료약 때문일 수도 있습니다. 이럴 때는 담당 의사에게 문의해 보고, 만약 약 때문이라면 약을 바꾸는 것도 고려해야 합니다. 잠을 제대로 못 자거나 꿈을 많이 꾸는 것은 한의학적인 치료로 충분히 개선할 수 있으니 지나치게 걱정할 필요는 없습니다.

치료에 앞서, 스스로가 화병인지 의심하고 있는 분들에게 가벼운 팁을 하나 드리고자 합니다. 일상생활 속에서 자신이 어떤 때 울화증이 더 심해지는지, 그 증상을 면밀히 살펴보는 방법입니다. 조그마한 수첩을 항상 지니고 다니면서 수시로 자신의 증상을 체크해 봅시다.

'아내가 한숨을 쉬니 마치 내 탓을 하는 것 같아 화가 난다.'

'넥타이를 매고 출근하는 사람들을 보면 나 혼자만 불행한 것 같아 가슴이 답답하다.'

이런 식으로 자신의 문제를 적어가노라면 자기 자신을 보다 분석적으로 관찰할 수 있게 되고, 상황에 대한 자신의 반응을 예견할 수 있게 됩니다.

또, 힘들겠지만 환자 스스로 자신의 성격을 바꾸려고 노력해야 합니다. 이것은 꾸준히 노력만 한다면 어느 정도는 가능한 일이고, 치료에도 큰 도움이 됩니다. 여태까지 화가 나도 무조건 참는 성격이었다면, 이제는 참지 말고 대화로 문제를 풀어 나가는 연습을 해 보는 것이 좋습니다. 단, 화가 난 상태에서 곧바로 대화를 시도하는 것은 금물입니다. 잔뜩 흥분하고 화가 난 상태에서 이야기하면 서로의 마음만 상하기 십상이고, 정작 핵심은 빼놓고 이야기할 수도 있습니다. 그런 대화는 서로에게 전혀 도움이 되지 않습니다.

먼저 자신이 화가 난 상황에 대해 생각을 해볼 필요가 있습니다. 구체적으로 뭐가 억울한지 잘 생각해 본 후, 어느 정도 마음이 가라앉으면 상대방에게 자신의 입장을 확실히 밝힙니다. 자신의 감정을 솔직하게 털어놓는 습관도 필요합니다. 단, 이야기를 할 때 자신의 감정 손상이 남의 탓인 양 이야기하지 말고, '내 생각은 이러이러하니 이러는 것이 좋겠다.'는 식으로 이야기하는 것이 나의 생각을 전달하는 데 훨씬 효과적입니다.

상대방을 비판, 비난하면서 이야기를 하면 싸움만 되지, 자기 생각을 이야기하는 데 전혀 도움이 되지 않기 때문입니다. 사람들은 저마다 성격도 다르고 개성도 각기 다릅니다. 너와 내가 다르다는 생각을 기본적으로 가지고 사람을 대하면 많은 부분을 이해하고 양보할 수 있는 폭이 넓어집니다. 나의 주장, 나의 생각만 고집할 것이 아니라 주변의 생각과 의견도 존중하고, 가능하면 타인의 생각이나 행동방식을 이해하도록 노력하는 배려도 필요합니다.

화병은 주로 대인 관계에서 많이 옵니다. 그러므로 화병 환자는 기본적으로 타인과 자신의 생각을 잘 절충하고, 기분이 나빠지면 자신의 생각을 잘 정리, 전달할 수 있는 방법을 습득할 필요가 있습니다. 또 어떤 일이든 항상 밝은 면만을 생각하는 습관도 필요합니다. 부정적인 생각, 불안, 우울감 등은 치료에 전혀 도움이 되지 않습니다. 아무리 노력해도 자꾸 부정적인 생각이 든다면 다음 사항들을 행동으로 옮겨 보세요.

- 마음이 통하는 친구와 이야기를 해 본다.
- 뒷산이나 동네 공원 등을 산책해 본다.
- 백화점, 시장 등에서 쇼핑한다.
- 좋아하는 운동 경기장에 가서 운동을 관람해 본다.
- 좋아하는 스포츠를 해 본다.
- 무작정 야외로 나가 본다.
- 노래방 등에 가서 노래를 불러 본다.
- 큰소리로 웃어 본다.

- 전시회나 음악회 등에 가 본다.
- 맑은 하늘이나 밤의 별들을 본다.
- 향기로운 꽃들을 구경하며, 그윽한 향내를 맡는다 등등.

부정적인 생각이 드는 경우에는 계속 그 상황에 빠져 있지 말고 환경을 바꾸면서 마음을 정리하고, 새롭고 건전한 생각이 들도록 노력해 보세요. 매일 아침 거울을 보면서 몇 번씩 웃어보는 것도 도움이 됩니다. 너무 화가 났을 경우에는 스트레스 해소방 등을 방문해 스트레스를 풀어 보는 것도 좋을 것입니다.

사람 관계에서도 상대방의 장점을 먼저 보고 칭찬하는 연습을 해보는 것도 좋습니다. 그러다보면 어느새 상대방도 나를 그렇게 대우해준다는 것을 느낄 수 있을 것입니다. 만일 상대가 나를 그렇게 대우하지 않는다고 해도 굳이 화를 내거나 마음 상할 일은 아닙니다. 별것 아닌 작은 일들에 일일이 신경을 곤두세우지 말고 그럴 때마다 '그럴 수도 있지'라는 말을 속으로 되뇌어 봅시다. 모든 사람에게는 다 저마다의 사연이 있고 사정이 있습니다. 내가 남에게 말 못할 사정이 있듯이 말입니다. 그러니 '저 사람이 저러는 데는 다 이유가 있겠지, 그럴 수도 있지.'라는 생각을 하면서 부드럽게 넘어가다 보면 어느새 내 삶이 더 평온하고 여유로워지는 것을 느낄 수 있을 것입니다.

다른 사람은 절대 내 맘대로 쉽게 변하지 않습니다. 그러나 나 자신은 나의 의지와 노력으로 얼마든지 변화시킬 수 있습니다. 끈기를 갖고 치료에 임하면 화를 내는 횟수도 서서히 감소하고, 점차 마음이 편안해지는 것을 느끼게 될 것입니다. 이것이 변화의 시작입니다.

　그 밖에 술이나 육류, 고칼로리 음식 등은 피하고, 신선한 과일과 야채를 위주로 한 식생활을 권하고 싶습니다. 단전호흡이나 명상 등을 겸하면 더욱 좋은 효과를 기대할 수 있습니다.

30,40대 젊은
직장인의 화병

화병에 걸리는 나이도 점차 젊어지는 추세로, 특히 30~40대 남성 환자분들의 비율이 눈에 띄게 늘었습니다. 대부분의 회사가 시스템을 전산화하면서 일의 효율이 늘었다고는 하나 승진을 위한 자기계발이나 평가는 더욱 치열하고 냉혹해지고 있으며 회사원들이 느끼는 직무강도는 점점 더 높아지고 인간적이고 따뜻한 대우는 점차 사라지고 있기 때문일 것입니다.

그래서인지 "하루하루가 살얼음 위를 걷는 것 같다."는 이야기를 많이 듣습니다. 쉴 새 없이 경쟁하면서, 생계까지 책임져야 하는 무게감이란 이루 말할 수 없을 것입니다. 여기에 직장 내에서 동료, 상사와의 인간적인 불화, 스트레스까지 겹쳐 결국 마음의 병을 얻는 사람들이 점차 늘어만 가는 것은 어쩌면 현대사회의 자연스럽고도 우울한 단면인지도 모르겠습니다.

특히, 30대 후반이나 40대 초반은 실무자와 관리자의 경계에 있는 나이로, 승진 스트레스와 책임, 사람관리까지 갑자기 감당해야 하는 일이 많아지면서 불안도 심해지고 우울감에 빠지기도 쉬운 시기입니다. 회사에 몸담은 지 10년이 가까이 돼가는 시점이다 보니 같은 일을 오래 한다는 것도 쉽지 않고 함께 일하지만 외롭고 내편은 하나도 없는 것 같은 생각도 들게 됩니다.

노력한 만큼 정당하게 대우가 돌아오기보다는 상사나 약삭빠른 동료에게 성과를 빼앗기기도 하고, 소위 말하는 줄을 잘 못 타서 이유 없는 미움을 받기도 하는 일도 비일비재합니다.

그래서일까요. 젊은 직장인 화병 환자들이 말하길, 무엇보다 제일 큰 스트레스는 '억울함과 분함'이라고 합니다.

승진을 하고 관리자가 되면 좀 더 편안해질 것 같지만 막상 또 다른 스트레스들에 직면하게 됩니다. 아래로는 나와는 다른 마인드와 능력도 출중한 젊은 직원들에게 치받치고 위로는 관리자로서의 책임을 묻는 무게감에 매일 눌리기 때문입니다. 마음처럼 되지 않는 모든 일들이 답답하기만 할 것입니다. 그러면서 어느덧 얼굴이 굳어지고 회사가기가 죽기만큼이나 싫어지게 됩니다. 가정에서도 직장에서도 짜증, 화가 많아지게 되고 잘나가는 동기들을 보면서 무능한 나를 탓하기도 하고 언제 잘릴지 모른다는 불안함, 코앞으로 다가온 명예퇴직 등 불안한 요소들이 나를 짓누릅니다.

집에서도 위로받기란 쉽지 않습니다. 요즘은 집안일을 잘 돕지 않는 아빠는 대우받기가 어렵기 때문입니다. 집에 와서 편하게 쉬거나 힘들다는 볼멘소리를 하기는 점점 더 힘들어집니다.

이쯤 되면, 이런 생각이 들기 시작합니다.

'나는 무엇을 위해 일하는가. 나는 왜 이렇게 살고 있나.'

그리고 자신도 모르게, 언젠가부터 모든 일에 미친 듯이 화가 나는 자신을 발견하게 됩니다.

얼마 전 한의원을 찾아오신 이 남성분도 비슷한 케이스였습니다. 머리끝부터 발끝까지 안 아픈 곳이 없다며, 오만상을 찌푸리며 들어오셨는데 혈압이 확 오르거나 심장이 두근거리고 조이는 증상도 종종 나타나서 심근경색을 의심했지만 병원에서는 큰 이상이 없었다고 합니다. 우선 환자의 심리와 심장의 객관적인 상태를 알기 위한 검사를 진행했습니다. 손발이 매우 차가운 반면, 가슴과 얼굴 쪽에는 열이 가득 차 있고 스트레스 지수도 상당히 높은 편이었습니다. 매우 빠르면서 가라앉은 듯 긴장돼 있는 화병맥이 잡히고 가슴 중앙에 느껴지는 압통도 상당한 것으로 보아 전형적인 화병의 증상이었습니다.

마음의 병으로 한의원을 찾아오는 환자의 대부분이 그렇지만 처음엔 자신이 왜 아픈지, 이것이 화병인지, 우울증인지, 스스로는 잘 알지 못합니다. 술이 늘었고, 짜증이 늘고, 혹은 무기력해지는 모습을 가족들이 먼저 알아채는 것이 대부분입니다. 그러다 점차 이유없이 심장이 두근거리고 얼굴이 벌겋게 달아오르고 작은 일에도 확 치밀어 오르면서 누가 뭐라고 한마디만 해도 참을 수 없이 화를 내고 있는 자신을 발견하고 나서야, 뭔가 문제가 생겼다는 걸 조금씩 느끼게 됩니다.

화병의 가장 큰 특징이 '쌓여 있다'라는 점입니다. 그래서 평소에 잘 참는 착한 사람들, 성실하게 일만 하는 사람들에게 더 잘 나타납니다. 평소 착하고 순했던 사람이 갑자기 변했거나 작은 일에 화를 내며 큰소리를 내는 일이 잦아졌다면 화병을 의심해봐야 합니다. 원망스럽거나 나를 힘들게 하는 정확한 대상이 있다는 점도 우울증과 화병의 차이점이라고 할 수 있습니다.

그러나 화병과 우울증의 가장 중요한 차이점은 이것입니다. 화병은 극복하고자 하는 의지가 내면에 있다는 사실입니다. 우울증은 완전한 체념의 단계로 치료 의지를 만들어내는 것 자체가 힘든일입니다. 하지만 억울하고 분한 마음이 불쑥 올라온다는 건 '어떻게든 내가 이 상황을 극복하고야 만다.' 또는 '복수하고야 만다.'

등의 마음이 든다는 의미와도 같습니다. 즉, 어떤 방향으로든 개선의 의지를 가지고 있다는 뜻입니다. 그렇기 때문에 우울증과 잘 감별해 치료의 방향을 잡으면 화병은 보다 수월하게 치료가 가능합니다.

기본적으로 화병는 '불'을 꺼주는 치료가 우선입니다. 차가운 성질의 약초를 통해 뜨겁고 과열된 심장과 상부의 열을 내려야 합니다. 황련, 황금 등 노란색 약초들로 심장의 열을 잡아줍니다. 이 환자의 경우, 첫 달에는 열을 내리는 '청심'하는 약초로 급한 불을 끄고 둘째 달에는 시호, 치자 등 짜증과 스트레스를 잡으면서 '보심'하는 약초들로 기력과 컨디션을 높여 주었으며, 마지막 달에는 '안심'하는 약재들로 안정된 몸과 마음을 유지하실 수 있는 에너지를 주는 치료를 체계적으로 진행했습니다.

오랫동안 과열된 경우 몸도 함께 지쳐있는 경우가 많습니다. 그래서 반드시 몸을 같이 보해줘야 합니다. 소화기를 보하고 장운동도 활발히 할 수 있도록 도와서 밥도 잘 먹고 흡수도 잘할 수 있게 하는 것은 기본이요, 면역력을 높일 수 있도록 자가치유력을 높이는 데 주력해야만 모든 면에서 빠른 효과를 볼 수 있기 때문입니다.

주말에는 가볍게 배드민턴도 치고 일주일에 두 시간씩은 무조건 자신만을 위해 써보길 권유했습니다. 더불어 직장에서도 여유를 가질 수 있도록 일하는 패턴이나 방식에 대해서도 함께 고민할 수 있는 부분은 나누면서 조율을 해나갔습니다.

이 환자를 치료하는 과정에서 저 또한 많은 공감을 했던 것 같습니다. 사실 나도 비슷하기 때문입니다. 10여 년이 넘게 같은 일을 해 온 것도 그렇고 이제 무언가를 이뤄내야 할 나이인데 뒤처지는 건 아닌가 하는 불안함, 가정에서의 위치나 가장이 느끼는 알 수 없는 소외감까지, 어떤 기분일지 굳이 자세한 얘기를 듣지 않아도 깊이 와 닿았습니다.

당시 과장이셨던 이 환자분도 열심히 노력해서 부장이 된다고 한들 임원이 된다는 보장도 없고, 임원이 된다고 해도 언제 퇴직할지 모르는 현실 속에서 매일이 불안했을 것입니다. 한두 달도 편히 쉬어 본 적이 없이 10년이라는 시간 동안 앞만 보면서, 미래만 걱정하면서 살아왔는데 아무것도 보장된 것이 없다니. 얼마나 답답할지, 얼마나 막막할지, 대한민국의 가장이라면 누구나 그 마음을 이해할 수 있을 것입니다.

아쉽게도, 현실은 쉽게 바뀌지 않습니다. 이것을 극복할 엄청난 비책 또한 세상 어디에도 없습니다. 그저 현실 속에서 작은 여유를 스스로 만들어가는 방법뿐입니다. 뻔한 이야기 같지만, 작은 취미생활이나 운동이 그래서 도움이 됩니다. 소소한 것들이 결국은 삶을 변화시킵니다. 이런 작은 여유가 쌓이다 보면 어느 순간, 내 삶과 마음이 누구보다 여유롭고 편안해졌다는 걸 발견하게 될 것입니다.

우리나라의 남성들은 특히, 휴식에 죄의식 같은 것이 있는 듯합니다. 하지만 지칠 때는 쉬어가는 것이 답입니다. 어디든 아픈 것은, 잠시 쉬어가라는 몸과 마음이 보내는 신호입니다. 그걸 외면하고 계속 달려서 얻는 것은 '병'뿐이라는 사실을 꼭 기억하길 바랍니다. 휴식을 너무 어렵게만 생각하지 않으면 좋겠습니다. 휴식이란 게 꼭 장기간의 여행을 하거나 큰 이벤트가 있어야만 하는 게 아니기 때문입니다. 휴식은 일상에서 하루 10분, 혹은 일주일에 한 시간이어도 충분합니다. 아무 생각 없이 좋아하는 음악에 빠지거나, 가까운 공원을 산책하는 것도 좋은 방법입니다. 무엇이든 좋습니다. 장소나 시간에 구애받지 않고 일상의 삶속에서 짬짬이 쉴 수 있는 나만의 조치들을 반드시 찾길 바랍니다. 그것을 찾고 훈련하고, 그렇게 잘 쉬는 법을 터득하는 것. 이것이 화병으로 힘들어하고 있는 직장인 남성들에게 꼭 강조하고 싶은 비책이라면 비책입니다.

그 나이대의 남성들은 특히 누군가에게 도움을 요청하는 것을 매우 꺼리는 경향이 있습니다. 하지만 병은 혼자의 힘이나 의지로 이겨 낼 수 있는 것이 아닙니다. 혼자서 힘들 때는, 가족과 의료진에게 도움을 요청하길 바랍니다. 그것이 사랑하는 가족들과 자신의 남은 삶을 위한, 가장 멋지고 유연한 남자의 선택이 아닐까 합니다.

나는 왜 자꾸 화가 날까?

초판 1쇄 인쇄 2017년 8월 20일
초판 1쇄 발행 2017년 8월 30일

지은이 임형택
펴낸이 최두삼
펴낸곳 도서출판 유나미디어
주 소 (04550) 서울특별시 중구 을지로 14길 8
　　　　(을지로3가 315-4) 을지빌딩 본관 602호
전 화 (02)2276-0592
팩 스 (02)2276-0598
이메일 younamedia@hanmail.net
출판등록 1999년 4월 6일 제2-27902

ISBN 978-89-90146-18-2 (03510)
값 10,000 원